Assadian (Hg.) | **GEFÄßE**

VdÄ

Prim. Priv.-Doz. Dr. med. Afshin Assadian (Hg.)

GEFÄßE

Wie sie gesund bleiben
Wie sie gesund werden

VdÄ | VERLAGSHAUS DER ÄRZTE

Abbildungsnachweis

Archiv Peter Patzak: 6 ◆ Assadian, Afshin: 66, 97, 98, 114 ◆ Bisacutti, Andrea: 182 ◆ f-design Werbegestaltungs- & Designstudio Edgar Fürst: 72 ◆ Georg Thieme Verlag KG: 41 ◆ Hagmüller Stiftung: 76 ◆ Hahsler, Lisa: 16, 39, 99, 105 ◆ https://de.wikipedia.org: 52 unten (Michel de Villeneuve), 136 (Jackerhack), 138 (Hutschi) https://pixabay.com/de: 26 (PDPics), 31 (Huskyherz), 44 (jarmoluk), 60 (sasint), 71 (Frank23), 93 (jarmoluk), 104 (scotth23), 110/111 (StockSnap), 131 (3D_Maennchen), 165 (StockSnap) ◆ Interfoto: 180 ◆ Kliewer, Miriam: 56 Mitte und unten ◆ Malek, Andrea: 126, 129 ◆ Schaub, Hagen: 149 ◆ Streitfelder, Werner: 179, 181 ◆ Terumo Aortic: 57, 59, 63 ◆ Vascular International: 40, 56 oben ◆ Weiser, Friedrich Anton: 143, 154, 171 ◆ Wilhelminenspital Wien, Radiologie: 29, 34, 35, 36, 43, 52 oben, 68, 74, 77, 80, 88, 90, 101, 107 ◆ www.mauritius-images.com: 65 (SciencePhotoLibrary Kateryna Kon) ◆ www.shutterstock.com: 14 (snapgalleria), 15 (stihii), 17 (Victor Josan), 20 (khomkrit sangkatechon), 23 (Seasontime), 24 (oneinchpunch), 47 (corbac40), 49 (VGstockstudio), 83 (Africa Studio), 96 (S_L), 102 (Medicine-R), 109 (Alexander Raths), 112 (Joerg Huettenhoelscher), 117 (Hank Grebe), 118 (Victoria 1), 122 (sfam_photo), 125 (mailsonpignata), 135 (VikiVector), 140 (Casa nayafana), 146 (wavebreakmedia), 148 (Tibanna79), 151 (Casa nayafana), 152 (Vasily Smirnov), 156 (Designua), 158 (zlikovec), 161 (metamorworks), 163 (Annie Sintsova), 167 (A.J. Photos), 168 (pathdoc), 173 (Angel Arredondo Prieto), 175 (Albina Glisic)

Impressum

www.aerzteverlagshaus.at

1. Auflage 2019

ISBN 978-3-99052-200-4

Umschlag: CT-Kontrolle nach Aortenstentimplantation (Radiologie WSP Wien), gestaltet von Peter Patzak, Palinurus Auf/Zeichnungen, 145 x 110 cm, 2017, Mischtechnik auf Leinwand
Satz: Grafikbüro Lisa Hahsler, 2232 Deutsch-Wagram (nach Layoutvorgaben der Autoren)
Projektbetreuung: Hagen Schaub
Druck & Bindung: 2imPress s.r.o., 83104 Bratislava
Printed in Slovakia

Aus Gründen der leichteren Lesbarkeit – vor allem in Hinblick auf die Vermeidung einer ausufernden Verwendung von Pronomen – haben wir uns dazu entschlossen, alle geschlechtsbezogenen Wörter nur in eingeschlechtlicher Form – der deutschen Sprache gemäß zumeist die männliche – zu verwenden. Selbstredend gelten alle Bezeichnungen gleichwertig für Frauen.

Vorworte

Als Vorstand der Gefäßchirurgie des Wilhelminenspitals in Wien sehe ich nicht nur die besorgniserregende Zunahme an Gefäßerkrankungen, die uns Ärzte vor große Herausforderungen in der Versorgung der Patienten stellt, sondern auch die persönlichen Schicksale, die damit einhergehen – Schicksale, die in vielen Fällen durch eine rechtzeitige Therapie hätten verhindert werden können. Denn viele Erkrankungen sind durch Früherkennung heute schon so gut behandelbar, dass kaum körperliche oder psychische Folgeschäden zu erwarten sind.

An den Folgen einer schwerwiegenden Gefäßerkrankung leiden meist nicht nur Patienten alleine, sondern das gesamte soziale Umfeld.

Mit Aufklärungs- und Informationsarbeit über Krankheit, Vorsorge und mögliche Therapien können wir dem entgegenwirken. Dazu möchten wir mit diesem Buch einen hoffentlich wertvollen Beitrag leisten.

Ein weiterer wichtiger Aspekt, der mir besonders am Herzen liegt und dem das Gefäßforum Österreich nachkommt, ist die interdisziplinäre Zusammenarbeit der verschiedenen medizinischen Fachrichtungen zum Wohle der Patienten. Nur so können wir garantieren, dass Patienten von Beginn an optimal versorgt werden und sich viele unnötige Wege ersparen.

Mein größtes persönliches Anliegen an Sie ist aber: Nehmen Sie sich Zeit für Ihre Gesundheit, lassen Sie sich regelmäßig untersuchen und zögern Sie nicht, bei Fragen oder Unsicherheiten einen Gefäßspezialisten aufzusuchen. Denn wir sind für Sie da!

Prim. Priv.-Doz. Dr. Afshin Assadian
Vorstand Gefäßchirurgie Wilhelminenspital Wien
Wissenschaftlicher Sprecher Gefäßforum Österreich
Präsident der Österreichischen Fachgesellschaft für Gefäßchirurgie

Liebe Leserinnen und Leser,

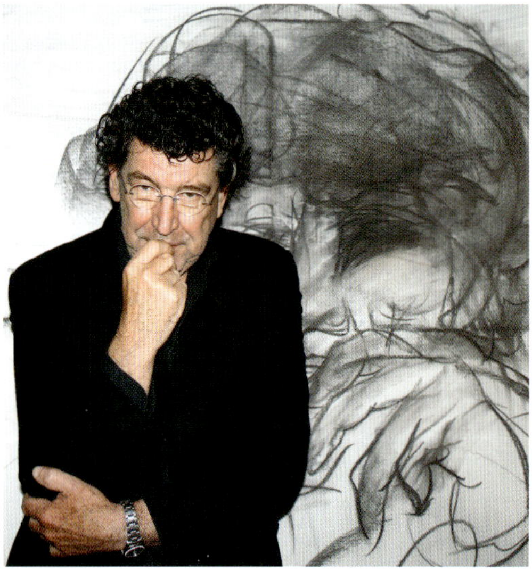

Gesundheit! Es ist schon bezeichnend, wenn wir einander „Gesundheit“ an Geburtstagen wünschen. Wir betrachten es als Segen, wenn altersbedingt „nur“ gewisse Fähigkeiten und Fertigkeiten nachlassen. Die schlechtere Sehkraft, der Rückenschmerz und die generell eingeschränkte Mobilität – all das steckt man schon weg, da ja nur das Alter verantwortlich zu machen ist, Besserung glaubt man nicht mehr in Sicht.

Gesundheit ist für uns selbstverständlich, bis dem nicht mehr so ist. Hinter vermeintlicher Schwäche oder Problemen beim Gehen, hinzukommen noch schmerzende Beine, könnte weit mehr stecken, als wir wahrhaben wollen.

Auch mir persönlich ist es so ergangen. Für meine Beschwerden machte ich mein Alter verantwortlich, auch meine eingeschränkte Lebensqualität nahm ich als naturgegeben hin. Dass sich hinter all dem eine Gefäßerkrankung verbirgt, hatte ich niemals vermutet. Die Probleme beim Gehen waren einer Verschlechterung der Durchblutung durch die Einengungen meiner Gefäße zuzuschreiben und nicht dem normalen Alterungsprozess. Eine einfache Ultraschalluntersuchung schaffte Klarheit über meine Gefäßerkrankung, die anschließende Behandlung schaffte das Problem schließlich aus der Welt.

Heute kann ich wieder lange Strecken gehen, was ich vor ein paar Monaten für nicht mehr möglich hielt.

Welchen Unterschied dies in der Lebensqualität ausmacht, kann ich nicht gebührend beschreiben.

Auch mir persönlich ist klar geworden, wie wichtig Gefäßgesundheit und rechtzeitige Vorsorge sind! Mit diesem Ratgeber sollen Sie dazu ermutigt werden!

Ihr
Prof. Peter Patzak
Filmregisseur

Inhalt

Prävention … 13

Verengung der Halsschlagader – die Karotisstenose … 28

Die periphere arterielle Verschlusskrankheit (pAVK) ... 82

Chronische Niereninsuffizienz und Blutwäsche ... 116

Tiefe Beinvenenthrombose ... 160

Die Autoren und ihre Beiträge ... 178

PRÄVENTION

Das menschliche Gefäßsystem

Unser Körper ist durchzogen von Gefäßen. Es sind die Leitungen, in denen Blutzellen, Flüssigkeit, Sauerstoff, Nährstoffe und Abwehrstoffe in jede Region unseres Körpers gebracht werden. Das Herz ist die Pumpe, die den Fluss des Blutes in unseren Gefäßen steuert. Mit jedem Herzschlag wird sauerstoffreiches Blut vom Herzen in die Hauptschlagader (Aorta) und sauerstoffarmes Blut in die Lunge gepumpt. Entspannt sich der Herzmuskel wieder, fließt das Blut über die Venen (obere und untere Hohlvene) zurück ins Herz, um von dort wieder in die Lunge und danach in den Körper gebracht zu werden. Es gibt also wie auf einer Autobahn immer zwei Fahrtrichtungen: Die Arterien bringen das sauerstoffreiche Blut in den Körper und die Venen transportieren das „verbrauchte" Blut wieder zurück zum Herzen und der Lunge. Die beiden Gefäßbahnen sind über kleinste Gefäße (Kapillaren) im Gewebe verbunden. Dort gehen die Arterien in die Venen über. Doch nicht nur die Transportrichtung beider Gefäßsysteme ist unterschiedlich, sondern auch der Aufbau der Gefäßwände. Das ist wichtig, um die Entstehung von Erkrankungen am Gefäßsystem zu verstehen.

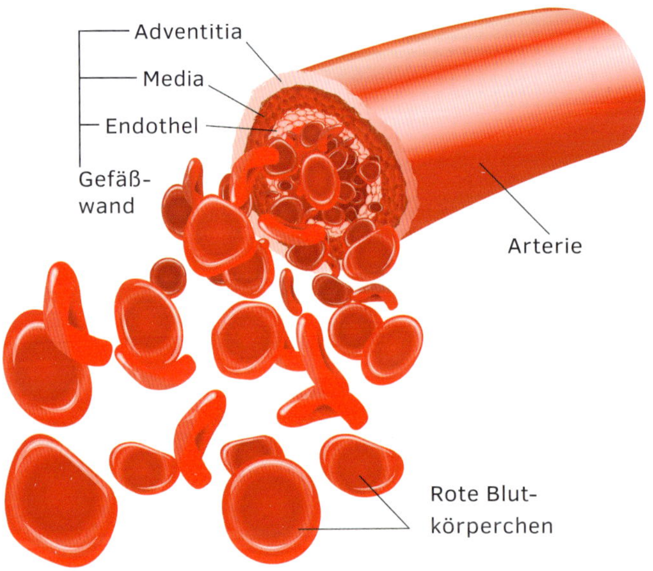

Prinzipiell bestehen Gefäßwände aus drei Komponenten: Innenliegend zum Blutstrom hin befindet sich eine glatte Zellschicht (Endothel). Sie wird umgeben

GEFÄßE IM MENSCHLICHEN KÖRPER

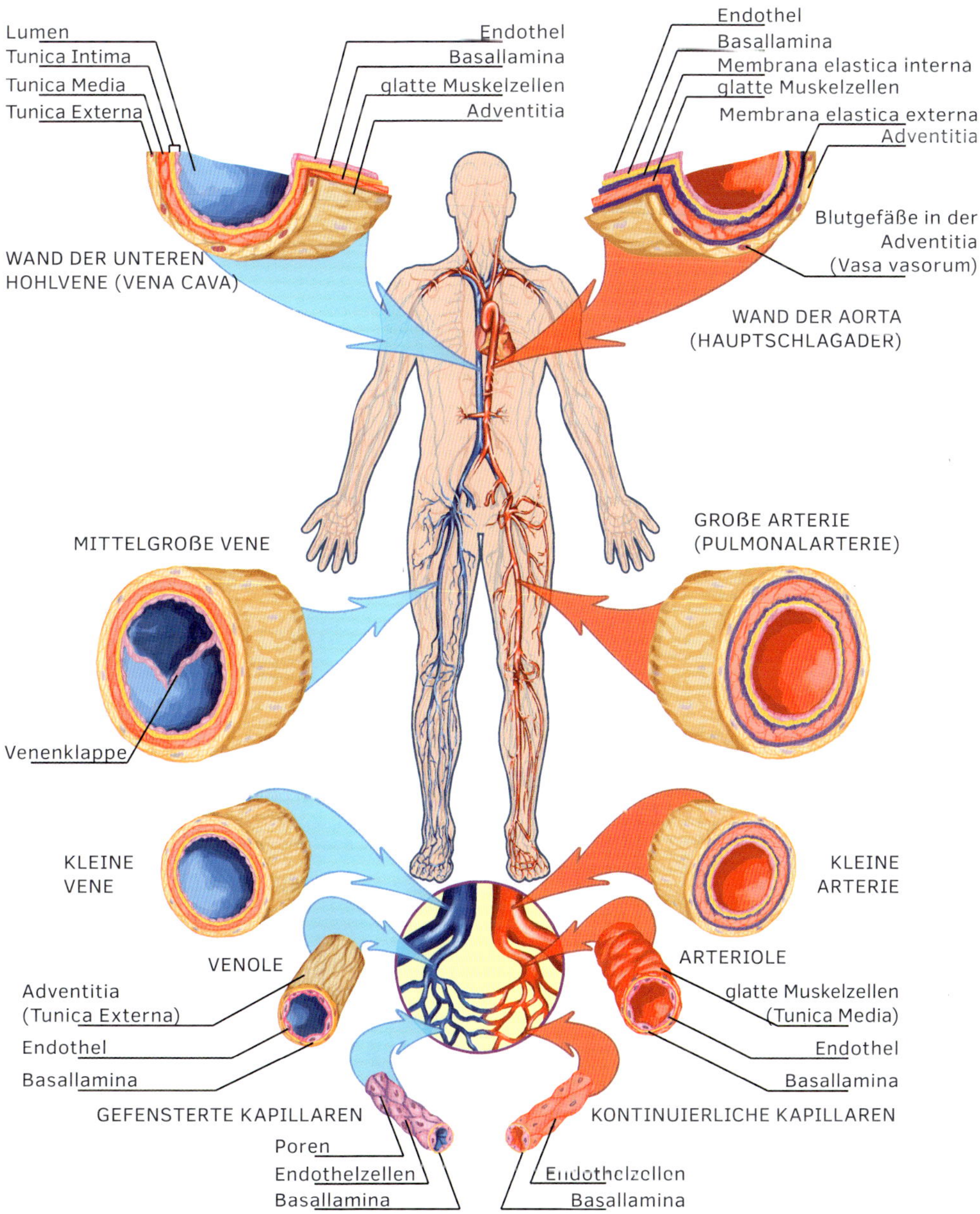

von einer Schicht aus Muskelzellen (Media), die wiederum von einer bindegewebigen Schicht (Adventitia) umgeben ist und das Gefäß in der Umgebung verankert. Die einzelnen Schichten, werden von zarten Membranen voneinander getrennt.

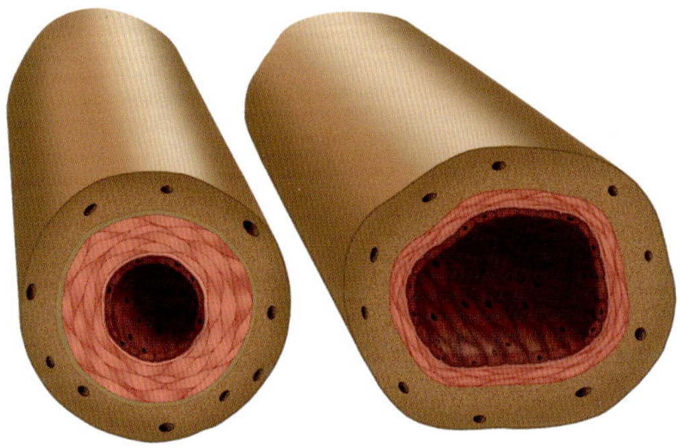

Unterschied Arterie (links) und Vene (rechts)

Der Unterschied zwischen Arterien und Venen liegt nun in der Ausprägung dieser einzelnen Wandschichten. Während Arterien insgesamt eine dickere Wand besitzen, die viel Muskelzellen enthält, haben Venen in den meisten Körperabschnitten eine dünne Wand mit einer feinen Muskelschicht.

Wodurch werden Gefäße krank?

Über die Entstehung von venösen Erkrankungen lesen Sie mehr ab Seite 132, daher sollen an dieser Stelle zunächst die Mechanismen arterieller Erkrankungen, allen voran der Arteriosklerose, erklärt werden.

Sie ist eine chronisch-entzündliche Veränderung der Gefäßwand (altgriechisch skleros = hart) und weltweit die häufigste Todesursache. Es gibt eine ganze Reihe von Faktoren, die bei dieser chronischen Gefäßentzündung mitspielen. In der Gefäßwand sind hauptsächlich die Endothel- und Mediazellen beteiligt, außerdem Blutfette, verschiedene Blutzellen und Bestandteile der Blutgerinnung sowie mechanische Faktoren der Blutgefäße.

Die Entwicklung der Arteriosklerose verläuft meist unbemerkt über Jahrzehnte und kann schon im jugendlichen Alter beginnen. Da es ein sehr komplexer Prozess ist, soll hier nur auf die bereits bekannten Grundmechanismen eingegangen werden:

Es lagern sich Fette in der Gefäßwand ab, die von Zellen nicht ausrei chend wieder abtransportiert werden können. Eine Entzündungsreaktion beginnt, bei der verschiedene Zellen in diese Stelle einwandern und weitere Moleküle produzieren. Die Zellen gehen teilweise an der Stelle kaputt und vergrößern die Ablagerung noch. Auch die im Blut vorbeischwimmenden Blutplättchen (Thrombozyten) werden von der entzündenden Stelle angezogen und bleiben dort haften. Ist die Gefäßwand nicht ausreichend zu reparieren, baut der Körper eine kleine „Kapsel" um den abgelagerten Brei aus abgestorbenen Zellen, Molekülen und Fetten. Die Stelle vernarbt und verhärtet auf Dauer. Da die Kapsel jedoch durch mechanische und biochemische Prozesse immer wieder aufbrechen kann, kommt Schicht um Schicht auf die Stelle, was zur Einengung des Gefäßes führt. Durch die Einengung kann es zur Minderdurchblutung von Organen kommen, sodass ein Herzinfarkt, Schlaganfall oder die Schaufensterkrankheit die Folge sein können.

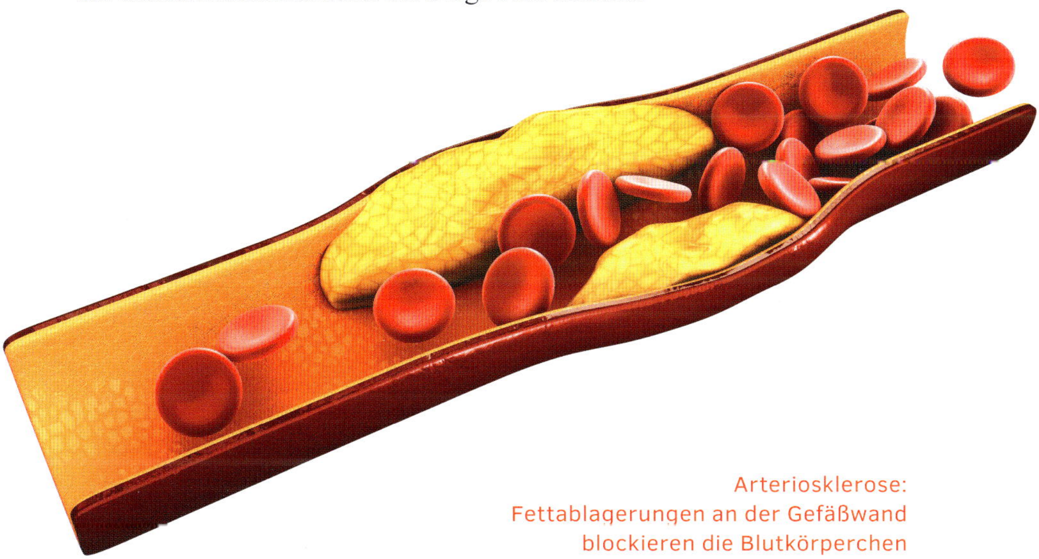

Arteriosklerose:
Fettablagerungen an der Gefäßwand
blockieren die Blutkörperchen

Doch nicht nur die Einengung der Gefäße ist ein Problem, sondern auch die mögliche Loslösung von Bestandteilen der Ablagerungen (auch Plaques genannt). Ist die schützende Kapsel aufgebrochen, können Teile des Plaques mit dem Blutstrom verschleppt werden und in einem engeren Gefäßabschnitt stecken bleiben, also eine Embolie verursachen. Gerade bei der Halsschlagader (Arteria carotis interna) führt dieser Mechanismus zu Schlaganfällen. Ob ein Plaque „instabil" bzw. aufgebrochen ist, lässt sich bei größeren Ablagerungen häufig mit einer Ultraschalluntersuchung gut darstellen.

Wie können wir die Entstehung und das Fortschreiten der Arteriosklerose beeinflussen?

Wenn bereits starke Plaques und entsprechende gesundheitliche Probleme entstanden sind, hilft oft nur die mechanische Entfernung durch eine Operation. Doch es gibt eine ganze Reihe an Faktoren, die das Risiko der Arteriosklerose beeinflussen und die im Alltag beachtet werden können. Sie können also selbst und aktiv Einfluss auf die Entstehung und den Verlauf von Gefäßerkrankungen durch Arteriosklerose nehmen.

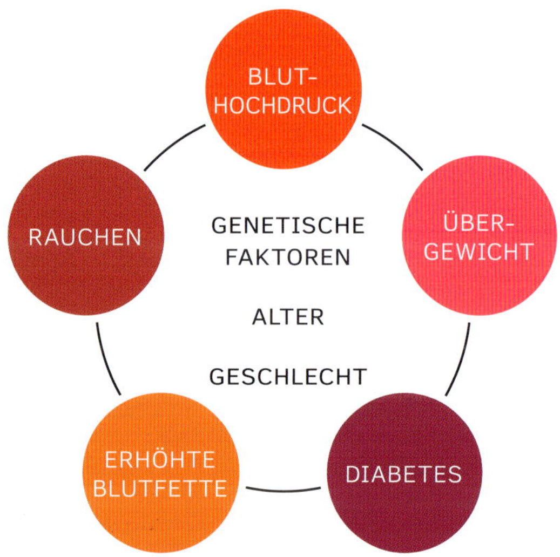

Einflussfaktoren auf Entstehung und Fortschreiten einer Arteriosklerose

Metabolisches Syndrom

Unter dem Begriff Metabolisches Syndrom werden folgende Veränderungen/Erkrankungen zusammengefasst:

- erhöhtes Bauchfett (viszerale Adipositas),
- Zuckerkrankheit (Prädiabetes sowie Diabetes mellitus oft in Verbindung mit hoher Insulinresistenz),
- Fettstoffwechselstörungen (Dyslipidämie),
- Bluthochdruck (arterielle Hypertonie).

Diese Erkrankungen fördern die Entstehung und das Voranschreiten der Arteriosklerose über unterschiedliche Mechanismen. Allen gemeinsam ist die Veränderung des Energiestoffwechsels im Körper, wodurch vermehrt Stress auf Zellen wirkt. Durch den Stress werden entzündliche Botenstoffe produziert und damit eine Entzündung im Bereich der inneren Gefäßwand (Endothelzellen) gefördert.

Außerdem hat man herausgefunden, dass die Hormone des Fettgewebes selbst Endothelzellen zu einer Entzündungsreaktion stimulieren können (proinflammatorischer Effekt). Vor allem das im Bereich des Bauches abgelagerte Fett (viszerales Fett) scheint dafür hauptverantwortlich zu sein. Auch dauerhaft erhöhte Blutzuckerwerte haben einen negativen Einfluss auf die Gefäßwand, da der Zucker selbst einen toxischen Effekt auf die Endothelzellen hat. Ein zu hoher Blutdruck und besonders dauerhaft starke Blutdruckschwankungen üben ebenfalls Stress auf die Gefäßwände aus. Es kommt durch erhöhte Scherkräfte des Blutes, das mit hohem Druck durch die Gefäße gepumpt wird, zu kleinen Verletzungen der Wände, an denen sich wieder Fette und Zellen ablagern und die Arteriosklerose fördern.

Sie können jedoch die Entstehung und Ausprägung des Metabolischen Syndroms selbst in die Hand nehmen und mit Hilfe eines gesunden Lebensstils und auch mit Medikamenten günstig beeinflussen.

Ernährung und Gewicht

Wie oben dargelegt, stellt das Metabolische Syndrom, welches einen gestörten Zucker- und Fettstoffwechsel oft in Verbindung mit Übergewicht und erhöhtem Blutdruck umfasst, einen der wichtigsten Faktoren für Entstehung und Fortschreiten von Arteriosklerose und Gefäßverkalkung dar. Als Hauptursache für dieses weit verbreitete Syndrom gilt primär eine falsche Ernährung, die durch verschiedene ungünstige Lebensstilfaktoren wie Bewegungsarmut und psychischen Stress noch weiter verstärkt wird.

Was bedeutet nun richtige oder falsche oder gesunde oder ungesunde Ernährung? Weiters, was führt zu Übergewicht, insbesondere einem ungesunden Übergewicht, wie die zuvor besprochene Ansammlung von viszeralem Fettgewebe, welches Entzündungen und damit auch weiterführend unsere Gefäße schädigt?

In den letzten Jahrzehnten ging man davon aus, dass diese krankhafte Konstellation simpel durch ein Zuviel an Nahrung gekoppelt mit zu wenig Bewegung entsteht: Es wird also einfach mehr Energie zugeführt – die bekannten Kilokalorien – als letztlich im Körper verbrannt wird. Dabei hat man vor allem in den letzten Jahrzehnten besonderen Wert auf

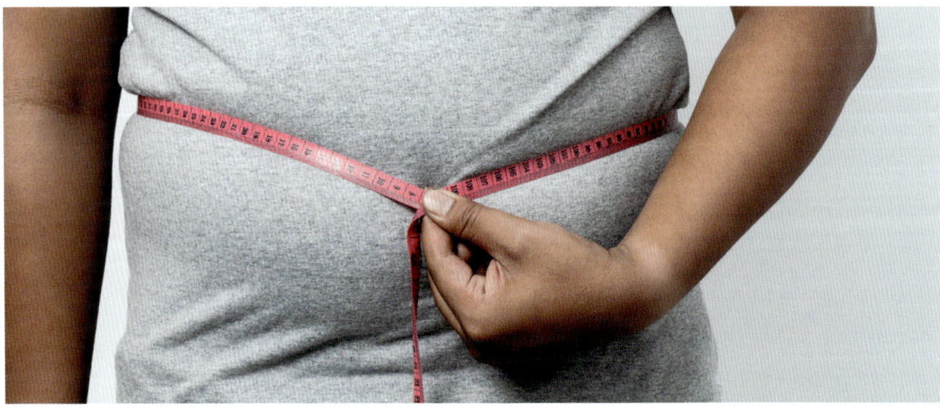

eine fettarme Diät gelegt, in der Annahme, dass Fett aus der Nahrung generell schädlich ist. Eine Reihe von wissenschaftlichen Studien hat dieses vereinfachte Bild aber in jüngster Zeit in Frage gestellt, genauso wie es aus der klinischen Praxis sattsam bekannt ist, dass man mit weniger Essen und mehr Bewegung (und Medikamenten) letztlich bei Patienten keinen nennenswerten Erfolg erzielen konnte.

Prinzipiell können wir Menschen drei verschiedene Nahrungsbestandteile in Energie umwandeln, nämlich Kohlenhydrate (bestehend aus Zucker), Eiweiß bzw. Protein (bestehend aus Aminosäuren) und Fett. Um Kohlenhydrate oder Zucker verstoffwechseln zu können, benötigt der Körper das entscheidende Energiehormon Insulin, das in den Inselzellen der Bauchspeicheldrüse produziert wird. Dieses wichtigste Hormon des Energiestoffwechsels baut Zucker in Fett um, verhindert den Abbau von Fett als Energieträger für den Körper und schleust Zucker im Blut in Muskelzellen ein. Isst nun ein Mensch, der eventuell eine entsprechende Veranlagung besitzt, entsprechend zu viele Kohlenhydrate oder Zucker, so wird er dauernd Insulin produzieren: Er wird damit an Körperfett und damit Körpergewicht zulegen und irgendwann auch Fett in verschiedenen Organen wie z.B. der Leber (Fettleber), dem gesamten Darmtrakt oder sogar in der Bauchspeicheldrüse selbst ablagern (viszerale Adipositas). Nach einigen Jahren wird dieses Insulin, das der Körper andauernd in hohen Mengen produziert, nicht mehr ausreichend wirken, der Patient ist dann insulinresistent und er leidet an einem Metabolischen Syndrom oder einem manifesten Diabetes. Es kann sogar dazu kommen, dass die Bauchspeicheldrüse sich erschöpft und dann immer weniger Insulin produziert, Patienten müssen dann sogar Insulin spritzen. In diesen Fällen hat sich gezeigt, dass eine deutliche Reduktion der Kohlenhydrate in der Nahrung mit entsprechender Anreicherung gesunder Fette und Proteine in der Nahrung die Insulinresistenz durchbrechen, d.h. die Insulinspiegel wieder reduzieren kann. Gekoppelt mit individuellen Strategien wie etwa intermittierendem Fasten und vermehrter Bewegung und auch Sport (siehe unten) können Patienten oftmals ihren Energiestoffwechsel normalisieren, selbst Jahre nachdem sie die Diagnose eines Diabetes oder Metabolischen Syndroms erhalten haben und so neben ihrem Zuckerstoffwechsel auch ihren Fettstoffwechsel normalisieren, ihr Gewicht deutlich reduzieren sowie ihren Blutdruck deutlich verbessern. Ein extremer Ansatz einer solchen Strategie, die Insulinspiegel im Körper zu reduzieren, ist die sogenannte ketogene Diät, bei der die Kohlenhydrate extrem reduziert werden, womit der Körper gezwungen wird, Fett als Hauptenergielieferant (und die daraus entstehenden Ketonkörper als Energieträger) zu benutzen. Studien der letzten Jahre konnten erste sehr vielversprechende Ergebnisse bei Übergewicht, Diabetes und metabolischem Syndrom aufzeigen, klarerweise müssen weitere Langzeitstudien abgewartet werden.

Die Essenz des Geschriebenen lautet nun: Nicht die Quantität, sondern vielmehr die Qualität der Nahrung, also ihre Aufteilung in Kohlenhydratmenge versus Menge an Fett und Eiweiß, ist entscheidend für einen gesunden Stoffwechsel! Eine individuelle Therapie, welche Nahrung als integralen Bestandteil einer ganzheitlichen Therapie beinhaltet, muss in einem Zentrum mit entsprechender Expertise, die Ärzte und Diätologen umfasst, erfolgen.

Blutdruck und medikamentöse Therapie

Ein erhöhter arterieller Blutdruck ist ein wesentlicher Risikofaktor für Herz-Kreislauf-Erkrankungen. Durch den über viele Jahre andauernd bestehenden hohen Druck in den Gefäßen werden diese von den kleinen Blutgefäßen reichend bis hin zu den mittleren und großen Gefäßen profund geschädigt, sodass schließlich Herz- und Nierenfunktion in Mitleidenschaft gezogen werden, zudem das Risiko für Schlaganfälle insgesamt deutlich ansteigt und damit die Lebensqualität und auch -erwartung deutlich abnehmen. Generell geht man von einer Hypertonie aus, wenn dauerhaft Blutdruckwerte über 130 zu 80 mmHg liegen. Die Diagnose einer Hypertonie wird gestellt, wenn zumindest mehr als 7 von 50 gemessenen Werten innerhalb eines Monats über 130/80 mmHg liegen, der Goldstandard ist aber eine 24-Stunden-Blutdruckmessung, da hier auch die Werte und das Blutdruckverhalten in der Nacht gemessen werden. So kann man z.B. feststellen, ob der Blutdruck auch nach dem Einschlafen absinkt (sogenanntes „dipping“). Eine Hypertonie ist vor allem deshalb gefährlich, weil Patienten diese oft über viele Jahre bis sogar Jahrzehnte nicht bemerken und sie leider oft erst diagnostiziert wird, wenn sich bereits Endorganschäden eingestellt haben. Die überwiegende Zahl aller Hypertoniker leidet an einer sogenannten primären Hypertonie, es lässt sich also keine direkte Ursache feststellen. Allerdings liegt diese primäre Hypertonie vor allem beim oben erwähnten Metabolischen Syndrom, bei Diabetes sowie Übergewicht nahezu regelhaft vor, eine ursächliche Therapie dieser Erkrankungen ist somit der erste entscheidende Schritt auch zu einer optimalen Blutdrucktherapie. Prinzipiell müssen aber auch sekundäre Formen einer Hypertonie ausgeschlossen werden; diese entstehen in der Regel durch einen Überschuss an Hormonen, z.B. aus den Nebennieren oder den Nieren selbst, die den Blutdruck regulieren.

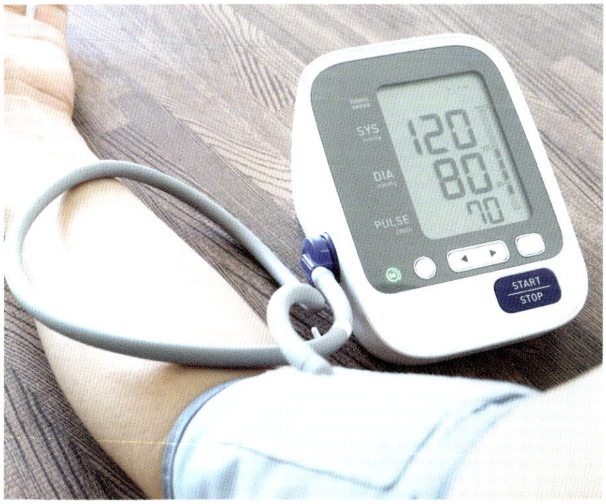

Liegt eine manifeste Hypertonie vor, so ist eine medikamentöse Therapie einzuleiten, meist bestehend aus einer bestimmten Medikamentenklasse, bei höheren Blutdruckwerten sowie bei bestehenden Organschädigungen sind zumeist zwei bis drei verschiedene Blutdruckmittel einzusetzen. Die Kombination der einzelnen Medikamente richtet sich individuell nach der Situation des einzelnen Patienten und muss von Spezialisten vorgenommen werden. Es gibt Präparate, die vornehmlich die Gefäße erweitern und so den Blutdruck senken, wie z.B. Kalziumblocker, die häufig in der Gefäßmedizin eingesetzt werden und ein sehr geringes Nebenwirkungsspektrum aufweisen. Weiters werden bei Schädigungen von Herz und/oder Nieren bevorzugt Angiotensinblocker verwendet, die sich günstig auf deren Funktion auswirken. Weitere Klassen an sogenannten Antihypertensiva wie Beta-Blocker, Alpha-Blocker und andere Substanzklassen und deren Kombination und Auswahl für das jeweilige Krankheitsbild eines Patienten gehören selbstverständlich in das gesamte Management eines Patienten für eine optimale Gefäßgesundheit durch ein entsprechendes Fachzentrum integriert.

Bewegung – Gefäßtraining

Regelmäßige Bewegung hat nicht nur einen positiven Effekt auf den Energiestoffwechsel und die Psyche, sondern kann auch bei bereits be-

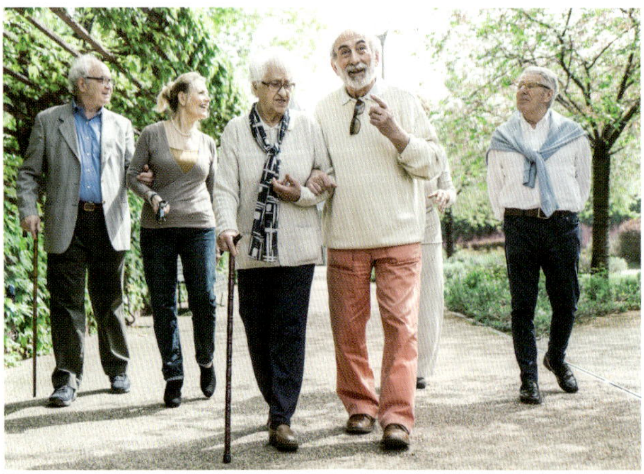

stehenden Gefäßerkrankungen zu einer deutlichen Besserung führen. Dabei geht es nicht darum, übermäßig Sport zu treiben, schon 20 Minuten täglich können das Risiko für einen Herzinfarkt oder Schlaganfall senken und eine Beschwerdeverbesserung bei der sogenannten

Schaufensterkrankheit bewirken. Am besten eignen sich hierfür leichte Ausdauersportarten wie Wandern, Spazieren, Walking oder Radfahren. Wenn bereits Erkrankungen aufgetreten sind, klären Sie im Vorhinein mit Ihrem Arzt ab, welches Training in welchem Umfang für Sie am besten geeignet ist.

Gerade bei der Schaufensterkrankheit bewirkt gezieltes Gehtraining eine Verlängerung der schmerzfreien Gehstrecke und verbessert damit die Lebensqualität. Durch regelmäßiges Training können sich kleine Umgehungskreisläufe, sogenannte Kollateralen, um ein verstopftes Blutgefäß herum bilden und so die Muskulatur wieder mit sauerstoffreichem Blut versorgen. Die Schmerzen nehmen ab und die Gehstrecke wird länger. Im Infokasten auf Seite 91 finden Sie eine Anleitung zum Gehtraining bei der Schaufensterkrankheit. Sie können sich jedoch auch mit Ihrer Krankenkasse oder einem physikalischen Institut in Verbindung setzen und nach Gefäßsportgruppen erkundigen. Das Gruppentraining macht nicht nur Spaß, sondern Sie erhalten auch eine gezielte fachliche Anleitung.

Die Rolle des Rauchens – Entwöhnung

Es ist heutzutage kein Geheimnis mehr, dass Rauchen zu einer Vielzahl von ernsthaften Erkrankungen führt und jährlich ca. drei Millionen Menschen an den Folgen des Rauchens sterben. Raucher haben ein vierfaches erhöhtes Risiko für einen plötzlichen Herztod, sie bekommen häufiger eine Verschlusskrankheit der Beinarterien (pAVK/Schaufensterkrankheit) bis hin zum Verlust von Gliedmaßen, sie haben ein höheres Schlaganfallrisiko und ein deutlich höheres Risiko für Lungen- und weitere Krebsarten. Obwohl die Gesundheit stark gefährdet wird, fällt es den meisten Rauchern sehr schwer, die Gewohnheit aufzugeben. In einer Zigarette sind bis zu 4.800 unterschiedliche chemische Stoffe enthalten, von denen mindestens 250 giftig auf unseren Körper wirken. Das Nikotin selbst bewirkt eine verstärkte Freisetzung von „Vasopressin“, einem

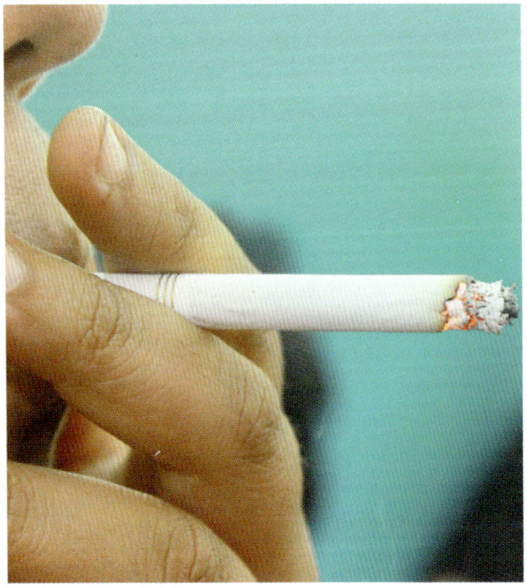

Hormon, das die Gefäße verengt und den Blutdruck steigert. Außerdem fördert Nikotin die Blutgerinnungsneigung und erhöht damit das Thromboserisiko. Zusammenfassend ist also jede Zigarette Gift für unsere Gefäße und fördert die Arteriosklerose. Doch wie kommen Sie nun weg vom Rauchen? Das Beste ist natürlich, gar nicht erst damit anzufangen. Sollten Sie bereits Raucher sein und möchten gerne aufhören, finden Sie hier einige Empfehlungen:

- Fassen Sie den festen Entschluss, mit dem Rauchen aufzuhören, und teilen Sie die Entscheidung Ihrer Umgebung mit.
- Holen Sie sich Hilfe! Mehrere öffentliche Stellen bieten kostenfrei telefonische oder persönliche Beratung an. Unter www.rauchfrei.at bzw. rauchfrei-info.de finden Sie viele nützliche Informationen und weiterführende Adressen. Außerdem bieten die meisten Krankenkassen ein umfangreiches Angebot bis hin zu Kuraufenthalten für aufhörwillige Raucher.
- Eine Gruppentherapie gilt als sehr erfolgreich. Erkundigen Sie sich nach einer Gruppe in Ihrer Nähe beispielsweise über die Krankenkasse, das Internet oder Ihren Hausarzt.
- Nikotinpflaster oder Kaugummis helfen über den anfänglichen Entzug und reduzieren das Verlangen.
- Besorgen Sie sich einschlägige Literatur. Auf den Seiten des Deutschen Krebsforschungszentrums finden Sie eine Liste mit entsprechenden Buchtipps (www.dkfz.de).

- Sogenannte somatische Therapieverfahren (Akupunktur, Magnetstimulation) können unterstützend wirken.

Und zur Motivation noch einige Vorteile des Rauchstopps für Sie:

- Blutdruckprobleme gehen oft zurück oder lassen sich besser einstellen.
- Schmerzen bei einer bereits bestehenden Schaufensterkrankheit verringern sich.
- Sie senken das Risiko für Herzinfarkt, Schlaganfall und Krebs.
- Sie fühlen sich fitter und gesünder.
- Die Konzentrationsfähigkeit nimmt wieder zu, Sie sind weniger nervös.
- Sie riechen und schmecken besser.
- Sie atmen freier, der Husten geht zurück.
- Sie haben eine bessere Fitness und können sich besser bewegen.
- Das müde, abgeschlagene Gefühl geht zurück.
- Sie schlafen besser.
- Sie haben mehr Geld zur Verfügung.

DIE SECHS WICHTIGSTEN PUNKTE ZUM SCHUTZ IHRER GEFÄßE

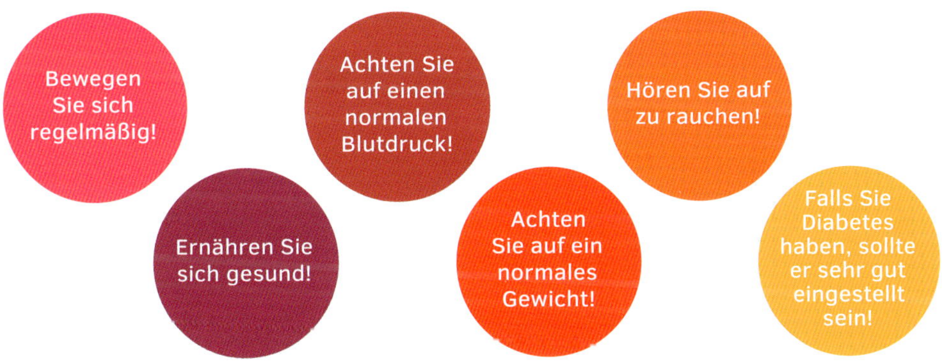
Bewegen Sie sich regelmäßig!
Ernähren Sie sich gesund!
Achten Sie auf einen normalen Blutdruck!
Achten Sie auf ein normales Gewicht!
Hören Sie auf zu rauchen!
Falls Sie Diabetes haben, sollte er sehr gut eingestellt sein!

VERENGUNG DER HALSSCHLAGADER – DIE KAROTISSTENOSE

Anatomie und Funktion der Halsschlagader

Die Halsschlagader (Karotis) geht auf der rechten Seite zusammen mit der Armarterie aus der Aorta (Hauptschlagader) ab und auf der linken Seite direkt aus der Aorta. Dieser Hauptstamm teilt sich jeweils auf mittlerer Halshöhe in zwei Hauptanteile: Der zum Gehirn führende Anteil heißt Arteria carotis interna und zieht durch ein kleines Loch im Schädelknochen zum Gehirn. Der äußere Anteil heißt Arteria carotis externa und versorgt mit seinen fein verzweigten Ästen das Gesicht, den Hals und äußeren Kopf.

Die Aufzweigungsstelle des Karotishauptstammes in die Interna und Externa (Karotisgabel) ist der Bereich, an dem die Blutströmungen nicht ganz gerichtet (laminar) verlaufen, sondern es können sich Turbulenzen und Schärkräfte ergeben. Hier lagern sich gerne Plaques ab, die in die Interna hinein verlaufen und diese einengen können. Die Carotis interna versorgt große Anteile des Gehirns sowie die Augen und Anteile des Innenohrs mit Blut. Über einen Kreislauf sind die linke und rechte Carotis interna sowie die Vertebralarterien (Wirbelarterien) miteinander verbunden. Durch diese Verbindung können mögliche Engstellen in einem Gefäßabschnitt durch die anderen kompensiert werden.

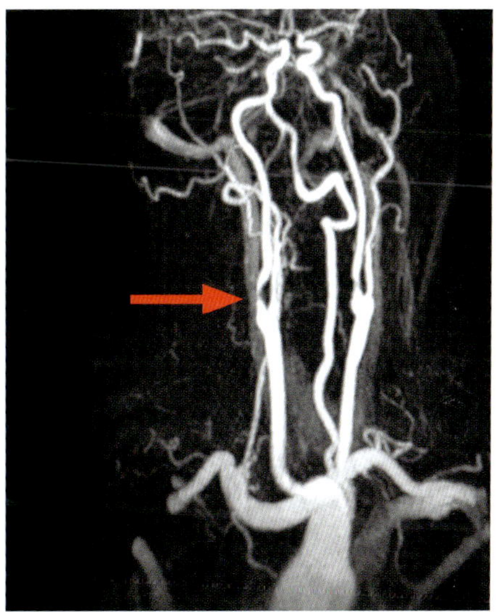

Magnetresonanzangiografie der Halsgefäße. Die Arteria carotis interna hat auf beiden Seiten bereits eine Stenose (Engstelle, siehe roter Pfeil).

Die Karotisstenose

Entstehung und Verlauf

Unter einer Karotisstenose versteht man die Einengung der Carotis interna im Halsbereich. Die Ursache ist in über 90 % der Fälle Arteriosklerose. Wie bereits erwähnt, ist die Karotisgabel eine Prädilektionsstelle für Ablagerungen aufgrund von turbulenten Blutströmungen, weshalb die Stenose meist in diesem Bereich beginnt.

Die Risikofaktoren für die Entstehung und das Voranschreiten einer Karotisstenose entsprechen den Risikofaktoren für die Arteriosklerose:

- Rauchen,
- Bluthochdruck,
- Übergewicht,
- Diabetes mellitus,
- Fettstoffwechselstörung,
- genetische Faktoren,
- Alter und
- Geschlecht.

Die Einengung der Schlagader an sich stellt selten ein Problem der Minderdurchblutung dar. Die Gefahr liegt vielmehr in der Zusammensetzung der Plaques. Ist der Plaque in seiner Struktur verletzlich, aufgebrochen oder „bröckelig", so kann dies durch den Blutstrom zur Ablösung von Plaqueanteilen führen und eine Embolie im Gehirn (Schlaganfall) verursachen.

Warum und wann muss man eine Karotisstenose behandeln?

Per Definition wird eine Karotisstenose ab einer 50 %igen Einengung als relevant (signifikant) eingestuft. Außerdem wird die Stenose in „symptomatisch" und „asymptomatisch" eingeteilt. Hatte ein Patient bereits Anzeichen einer Minderdurchblutung, wie zum Beispiel einen kurzfristigen Sehverlust auf einem Auge (Amaurosis fugax genannt), plötzliche sensible oder motorische Ausfälle von Bein oder Arm bzw. einen rezenten Schlaganfall erlitten, dann gilt die Stenose als „symptomatisch". Sie hat also schon Symptome verursacht, die anzeigen, dass der Plaque instabil ist und sich Teile ablösen. Bei Menschen, die bisher keinerlei Symptome hatten, aber bei denen eine Stenose festgestellt wurde, gilt diese als asymptomatisch. Studien haben ergeben, dass ca. 7 % der über 65-Jährigen eine asymptomatische Karotisstenose von über 50 % haben. Dabei sind mehr Männer als Frauen betroffen und das Vorliegen einer höhergradigen Stenose steigt mit zunehmendem Alter an. Außerdem fand man heraus, dass Menschen, die bereits eine Schaufensterkrankheit (pAVK) oder eine koronare Herzkrankheit haben, häufiger auch eine Karotisstenose haben als andere.

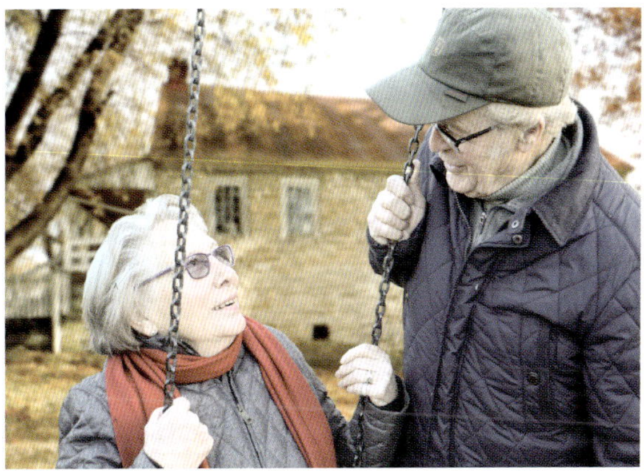

Prinzipiell muss jede festgestellte Karotisstenose mit Medikamenten behandelt werden, um ein Voranschreiten zu verlangsamen und Ablagerungen stabil zu halten. Studien haben ergeben, dass eine Einengung unter 70 %, die bisher keine Symptome verursacht hat, auch nicht chirurgisch behandelt werden muss. Der Nutzen einer Operation liegt in der Vermeidung eines Schlaganfalls und dieser Vorteil ist ab einer Einengung von 70 % gegenüber der alleinigen medikamentösen Therapie gesichert. Dabei sollten bisher symptomfreie Patienten jedoch eine voraussichtliche Lebenserwartung von mehr als fünf Jahren haben, um einen rechnerischen Nutzen durch die Operation zu erzielen.

Bei Patienten, die eine symptomatische Karotisstenose haben, wird eine chirurgische Entfernung des Plaques innerhalb von 14 Tagen nach Beginn der Symptome empfohlen, um weitere Minderdurchblutungen durch Embolien aus dem Plaque zu vermeiden. Allerdings ist zu beachten, dass in den ersten 48 Stunden nach einem großen Schlaganfall auch die Rate weiterer Schlaganfälle während und nach der Operation etwas erhöht ist.

Wann eine Karotisstenose operiert werden muss oder eventuell auch ein anderes Therapieverfahren (z.B. Stent) für Sie in Frage kommt, wird Ihr Arzt mit Ihnen und Ihren Angehörigen besprechen. Die genannten Empfehlungen gelten für die breite Mehrheit, allerdings muss die Entscheidung für eine bestimmte Therapie immer individuell auf den Patienten, seine Situation und vielleicht bestehende Nebenerkrankungen oder Medikamenteneinnahmen abgestimmt werden. Sollten Symptome eines Schlaganfalls auftreten, muss so schnell wie möglich eine ärztliche Untersuchung und Behandlung stattfinden. Rufen Sie am besten den Notarzt.

TYPISCHE SYMPTOME EINER MINDERDURCHBLUTUNG IM GEHIRN ODER AUGE

Plötzliches Auftreten von meist einseitigen Symptomen, die auf eine Region beschränkt sind oder mehrere Körperregionen betreffen:

- Lähmung/Gefühlsverlust von Arm oder Hand, wie eingeschlafen, pelzig, taub,
- Lähmung/Gefühlsverlust von Bein oder Fuß, Gangunsicherheit, Sturz,
- Lähmung/Gefühlsverlust im Gesicht, hängender Mundwinkel, Auge kann nicht zugekniffen werden,

- Schwierigkeiten beim Sprechen, verwaschene Sprache, Worte können nicht gefunden werden oder werden falsch benutzt,
- Sehstörungen: meist kurzfristiges Erblinden/verschwommenes Sehen auf einem Auge,
- Beschwerden wie Verwirrtheit, Schwindel oder Übelkeit können hinzukommen, sind aber einzeln auftretend keine typischen Schlaganfallsymptome.

Welche Untersuchungen der Halsschlagader gibt es und wie laufen sie ab?

Wenn Risikofaktoren für eine Arteriosklerose und damit auch für eine Verengung der Halsgefäße vorliegen (siehe Grafik auf Seite 18), dann sollten die Halsschlagadern regelmäßig untersucht werden. Dies geschieht in erster Linie mittels Ultraschall und kann in Folge mit einer Computertomografie (CTA) oder Magnetresonanztomografie (MRA) ergänzt werden. Bei sehr komplexen Gefäßveränderungen kann eine Katheterangiografie wertvolle ergänzende Informationen bieten. Die einzelnen Untersuchungsverfahren werden im Folgenden erklärt.

Ultraschalluntersuchung

Eine Ultraschalluntersuchung ist eine schmerzfreie Untersuchung, bei der Ihr Arzt mit einem Schallkopf entlang der Halsgefäße fährt und dabei den Grad der Einengung (Stenosegrad), die Art des Plaques (stark verkalkt, evtl. aufgebrochen) und meist auch die Länge/Ausdehnung der Ablagerungen beurteilen kann. Auch die Dicke der Arterienwand und

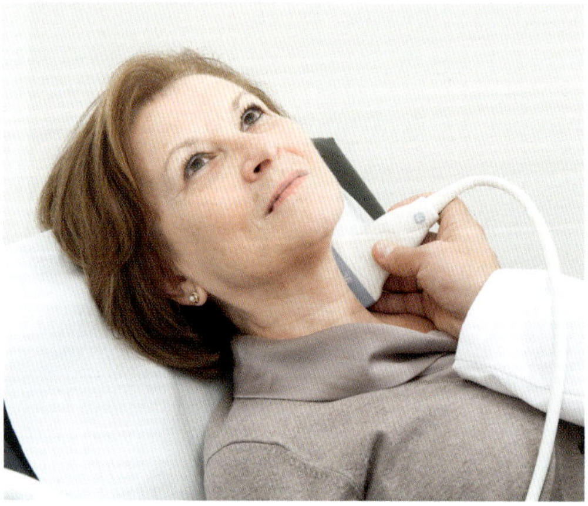

Ultraschalluntersuchung der Halsschlagader

Blutflussbeschleunigungen können beurteilt werden und geben Aufschluss über den Grad der Erkrankung. Im Ultraschallbefund können Sie als Ergebnis in der Regel sehen, zu wie viel Prozent eine Einengung vorliegt. Ihr Arzt wird Ihnen nach der Untersuchung sagen, wann eine Kontrolle angezeigt ist, ob eine Therapie nötig wird oder ob eventuell ergänzende Untersuchungen notwendig sind. Jedoch lassen sich nicht alle Stenosen mit dem Ultraschall ausreichend beurteilen, sodass ergänzende Untersuchungen notwendig werden können.

Computertomografie (CTA), Magnetresonanztomografie (MRA) und Katheterangiografie

Die Verfahren sind eine Ergänzung zur Ultraschalluntersuchung. Dabei können die aus dem Aortenbogen abgehenden Äste sowie der Verlauf der Gefäße im Gehirn dargestellt werden. Das ist wichtig, um eventuelle Engstellen unterhalb der Karotisgabel, zum Beispiel schon im Bereich des Abganges aus der Aorta, oder auch des im Schädel verlaufenden Anteils erkennen zu können. In ca. 1 % der Fälle bestehen mehrere Stenosen, die dann meist in einem Kombinationseingriff aus Stenting und Operation behandelt werden müssen. Ob eine CT oder ein MRT durchgeführt wird, hängt von verschiedenen Faktoren ab und wird der Arzt mit Ihnen gemeinsam entscheiden.

Eine Computertomografie (CT) ist eine Schichtaufnahme, bei der Röntgenstrahlung eingesetzt wird. Im CT kann der Verlauf der Gefäße sehr genau dargestellt werden, indem eine Angiografie mit Gabe von Kontrastmittel über die Vene währenddessen durchgeführt wird. Der Vorteil ist zum einen, dass es sehr schnell geht, Sie nur durch einen großen „Ring" gefahren werden (also keine Röhre und damit in der Regel keine Platzangst) und eine gute Beurteilung der Engstellen (Stenosen) und des Plaques möglich ist. Die Nachteile liegen in der Strahlenbelastung und in der Art des Kontrastmittels, das sich schädlich auf die Nierenfunktion auswirken kann. Sollte bereits eine relevante Nierenfunktionsstörung vorliegen, sollte eine CT-Angiografie mit Kontrastmittel eher vermieden werden.

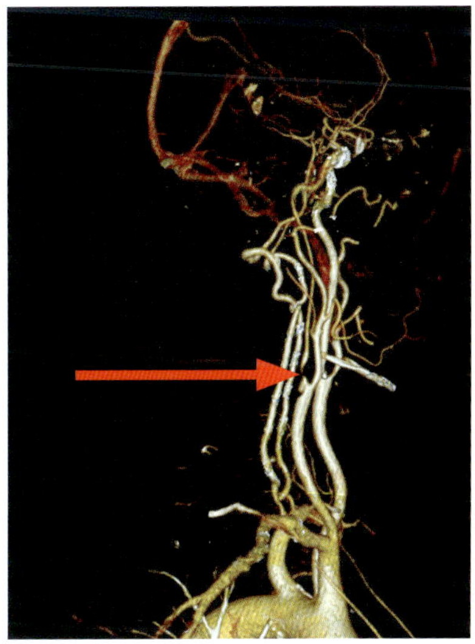

3D-Rekonstruktion nach einer Computertomografie-Angiografie, Ansicht von der Seite. Deutlich sichtbare Karotisstenose (siehe roter Pfeil).

Eine Magnetresonanzangiografie (MRA) ist dann die Alternative. Das hier verwendete Kontrastmittel ist nicht so schädlich für die Nieren und es werden keine Röntgenstrahlen verwendet. Nachteilig ist die Dauer der Untersuchung, die meist mindestens 20 bis 30 Minuten in Anspruch nimmt, in denen Sie ruhig auf dem Rücken liegen müssen. Um Sie herum ist die „Röhre" und es kommt durch das Gerät zu lauten Klopfgeräuschen. Implantate und Metallteile werden von dem äußerst starken Magnetfeld der Röhre angezogen oder erhitzen sich im Körper, weshalb vorher geklärt werden muss, ob eventuelle Implantate ein Problem darstellen. Die Beurteilung der Gefäße ist nicht ganz so aufschlussreich wie im CT, da der Stenosegrad und die Art des Plaques weniger gut eingeschätzt werden kön-

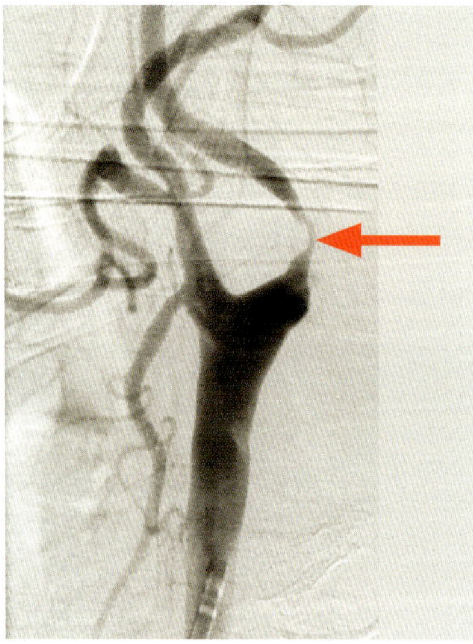

Angiografie der Halsgefäße.
Die Arteria carotis interna ist hochgradig stenosiert, aber noch durchgängig.

nen. Auch bereits ins Gefäßsystem implantierte Stents führen zu einer „Bildauslöschung" und eventuelle Re-Stenosen innerhalb des Stents können nicht beurteilt werden. Bei weniger komplexen Fällen kann die MRA jedoch eine schonende und ausreichende Methode sein, um das Vorhandensein von mehreren Stenosen in den Hals- und Kopfgefäßen zu detektieren.

Sollten beide Verfahren nicht genügend Aufschluss über die Art der Engstellen und deren Relevanz geben, kann eine Katheterangiografie durchgeführt werden. Hierbei wird ähnlich wie bei einer Herzkatheteruntersuchung eine Kanüle/Schleuse in eine Arterie gelegt (meist über die Leiste oder den Arm in örtlicher Betäubung) und ein Katheter über das Gefäßsystem bis in das entsprechende Segment vorgeschoben. Dort wird dann eine geringe Menge Kontrastmittel abgegeben und währenddessen eine Röntgenaufnahme gemacht. Dabei sieht der Arzt, wie sich der Blutfluss im Gefäßabschnitt verhält (schnell, langsam, stellenweise verzögert) und kann Engstellen darstellen und deren Flussrelevanz beurteilen. In manchen Fällen ist es sogar wichtig, um zu unterscheiden, ob überhaupt noch ein Fluss durch eine Engstelle besteht oder ob bereits ein vollständiger Gefäßverschluss vorliegt.

Interne und neurologische Untersuchungen

Bei bestehender Karotisstenose sollten Sie jedenfalls bei einem Internisten in Behandlung sein. Die Risikofaktoren für die Arteriosklerose

VERSCHIEDENE GEFÄßUNTERSUCHUNGSMETHODEN

METHODE	VORTEILE	NACHTEILE
ULTRASCHALL	▸ schmerzfrei ▸ schnell ▸ Beurteilung des Blutflusses möglich ▸ kein Kontrastmittel	▸ untersucherabhängig ▸ bei starken „Verkalkungen“ schlechte Sicht ▸ Abschnitte darüber und darunter schlecht/nicht einsehbar
CTA	▸ gute Beurteilung der Gefäßwände, des Plaques und des Gefäßverlaufs ▸ schnell	▸ Strahlenbelastung ▸ Kontrastmittel kann Nieren schädigen
MRA	▸ keine Strahlenbelastung ▸ weniger schädliches Kontrastmittel ▸ gute Beurteilung des Gefäßverlaufs	▸ Dauer ▸ nicht bei Platzangst geeignet ▸ bei manchen Implantaten oder Stents nicht geeignet ▸ Beurteilung der Gefäßwand und des Plaques schlechter als im CT
KATHETER-ANGIOGRAFIE	▸ gute Darstellung von Blutfluss und Relevanz der Stenose ▸ sichere Darstellung eines Gefäßverschlusses ▸ Gefäßverlauf gut beurteilbar	▸ invasiv (blutig) ▸ Risiko für Gefäßverletzung im Bereich der Einstichstelle oder im Gefäßverlauf ▸ Risiko für Ablösung von Plaque-Anteilen (Embolie)

müssen regelmäßig überprüft und optimal eingestellt werden. Dazu gehören unter anderem eine gute Einstellung des Blutdruckes, des Blutzuckers, der Blutfette und ein gesundes Körpergewicht. Vor und nach einer Karotisoperation ist es außerdem sinnvoll, eine neurologische Begutachtung durchzuführen, um eventuell vorher bestehende Probleme oder Veränderungen durch die OP zu erkennen und eine Therapie einleiten zu können. Sollten bereits Symptome aufgetreten sein, ist eine neurologische Vorstellung unerlässlich. Nach einem Schlaganfall mit anfänglich bleibenden Schäden ist eine neurologische Rehabilitation sehr sinnvoll, um Körperfunktionen wiederzuerlangen oder zu verbessern. Je nach Ausprägung dieser Schäden, kann die Reha ambulant oder stationär durchgeführt werden. Ein entsprechender Therapieplan wird durch die Neurologie und Therapeuten zusammen mit Ihnen erstellt.

Welche Therapieoptionen gibt es und wie laufen sie ab?

Die Karotisoperation

Ziel einer Karotisoperation ist es, die Ablagerungen vollständig zu entfernen und das Gefäß wieder sauber zu verschließen, sodass der Blutfluss zum Gehirn ungehindert erfolgen kann. Heutzutage wird in den meisten gefäßchirurgischen Kliniken die sogenannte „Eversionsendarteriektomie“ (EEA) durchgeführt. Das Wort „Eversion“ bedeutet, dass das Innere nach außen gedreht wird, und „Endarteriektomie“ meint die Entfernung von Plaque aus einer Arterie von innen. Alternativ kann auch eine Thrombendarteriektomie (TEA) durchgeführt werden, bei der das Gefäß nicht evertiert, sondern längs geöffnet wird und nach Entfernung des Plaques mit einem sogenannten „Patch“ (ein Flicken aus Kunststoff) wieder verschlossen wird.

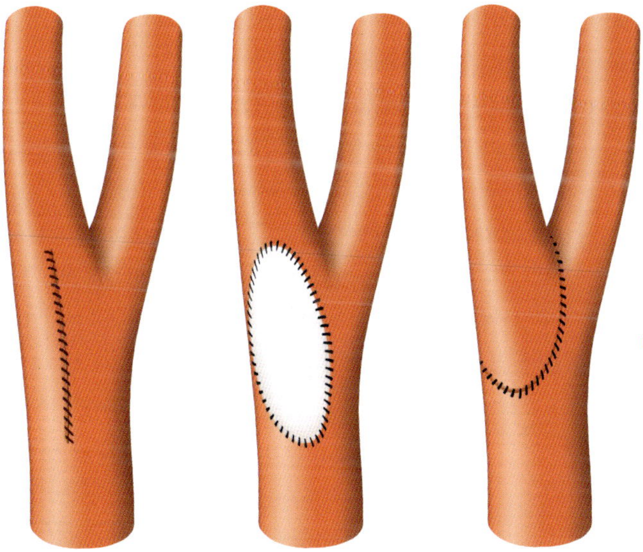

Verschiedene Rekonstruktionsmöglichkeiten bei Karotisstenose

Links und Mitte: nach TEA, rechts: nach EEA

Die OP kann in Vollnarkose oder in einer reinen Betäubung des Halses (Cervikalblock) stattfinden. Der Vorteil des Cervikalblocks ist, dass der Patient wach und eine neurologische Beurteilung während der OP möglich ist. Durch den Narkosearzt wird zwar ein Beruhigungsmedikament und ein zusätzliches Schmerzmittel über die Vene verabreicht (sogenannte Sedoanalgesie), aber der Patient bleibt jederzeit erweckbar. Die Betäubung des Halsbereichs erfolgt mit einer Spritze ähnlich wie beim Zahnarzt. Das kann kurz unangenehm sein und brennen, danach sollten jedoch keine Schmerzen mehr auftreten. Sobald die Wirkung der Betäubung voll entfaltet ist, beginnt die Operation mit einem Hautschnitt, der idealerweise entlang einer bereits bestehenden Hautfalte verläuft und damit später kaum sichtbar sein wird. Der Schnitt ist in der Regel ca. 5 bis 10 cm lang, je nach Lage der Karotisgabel, Länge der Stenose und auch Dicke des Halses. Der Operateur wird dies bedarfsabhängig entscheiden. Danach wird das Gewebe über der Karotisgabel durchtrennt. Dabei kann es zur Verletzung von Hautnerven kommen, die sehr fein und kaum oder nicht sichtbar sind. Ein taubes Gefühl auf der betroffenen Halsseite kann für einige Zeit auftreten, geht in den meisten Fällen jedoch nach ca. sechs Monaten wieder zurück und ist selten für immer bleibend. Größere Nerven, die für die Motorik beim Schluckvorgang oder beim Sprechen wichtig sind, werden äußerst selten so verletzt, dass bleibende Schäden wie Schluck- und Sprechstörungen entstehen. Etwas häufiger kommt es jedoch zu einer Heiserkeit nach der Operation, die entweder durch Schwellung des Gewebes oder eine leichte Nervenirritation verursacht wurde. In den allermeisten Fällen bildet sich die Heiserkeit jedoch zurück.

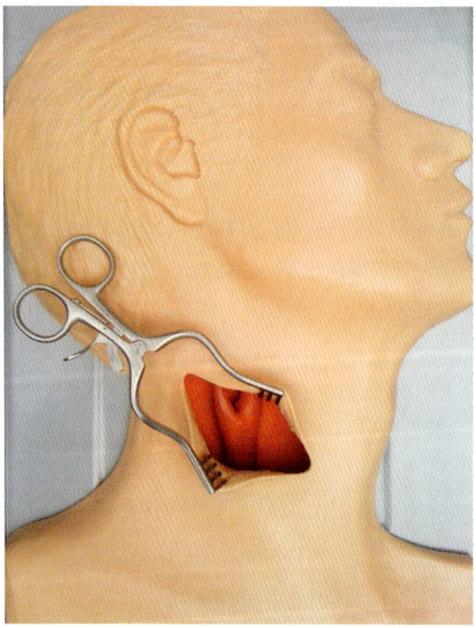

Freigelegte Karotisgabel

Wenn die Karotis nun langsam sichtbar ist, wird die Karotisgabel sorgfältig freigelegt und vom umgebenden Gewebe befreit. Zu diesem Zeitpunkt sieht die Operation wie im Modell auf unserer Abbildung links aus.

Durch die Manipulation bei der Freilegung kann es manchmal zu Blutdruckschwankungen kommen, die durch den Narkosearzt medikamentös wieder reguliert werden. Bei der Freilegung der Interna wird der Operateur sehr vorsichtig sein, um möglichst wenig Bewegung am Gefäß zu verursachen. Durch starke Manipulation könnten sich theoretisch Plaqueanteile lösen und während dieser Phase einen Schlaganfall verursachen. Um dies zu verhindern, wird so bald wie möglich eine winzige Klemme auf die Interna im gesunden Bereich gesetzt, um den Blutfluss zum Gehirn zu stoppen. Die Carotis externa und der Hauptstamm werden dann ebenfalls geklemmt. Beim wachen

Patienten kann nun beurteilt werden, ob der Blutfluss über die anderen Halsgefäße ausreicht oder ob die einseitige Ausklemmung nicht toleriert wird. Ist das der Fall, dann muss ein kleines Röhrchen als Überbrückung ins Gefäß geschoben werden (Shunt). Der Shunt ermöglicht den Blutfluss ins Gehirn und das Gefäß kann vom Plaque befreit werden. Da die Einlage eines Shuntröhrchens auch Risiken wie eine Gefäßverletzung birgt, die Ausschälung des Plaques technisch erschwert und in den meisten Fällen auch gar nicht benötigt wird, wird es nicht routinemäßig eingesetzt. Bei der Eversionsmethode wird nach erfolgreichem Ausklemmen die Carotis interna nun in der Aufzweigung abgeschnitten und wie ein Pulloverärmel „auf links gedreht" (siehe Abbildung rechts).

Dabei kann der Plaque meist als Ganzes, zylinderförmig, entfernt werden. Danach überprüft der Operateur die Interna auf abstehende Teilchen, die sich später lösen könnten, und entfernt sie sehr genau. Die Externa und der Hauptstamm werden im Gabelbereich ebenfalls angeschaut und bei Be-

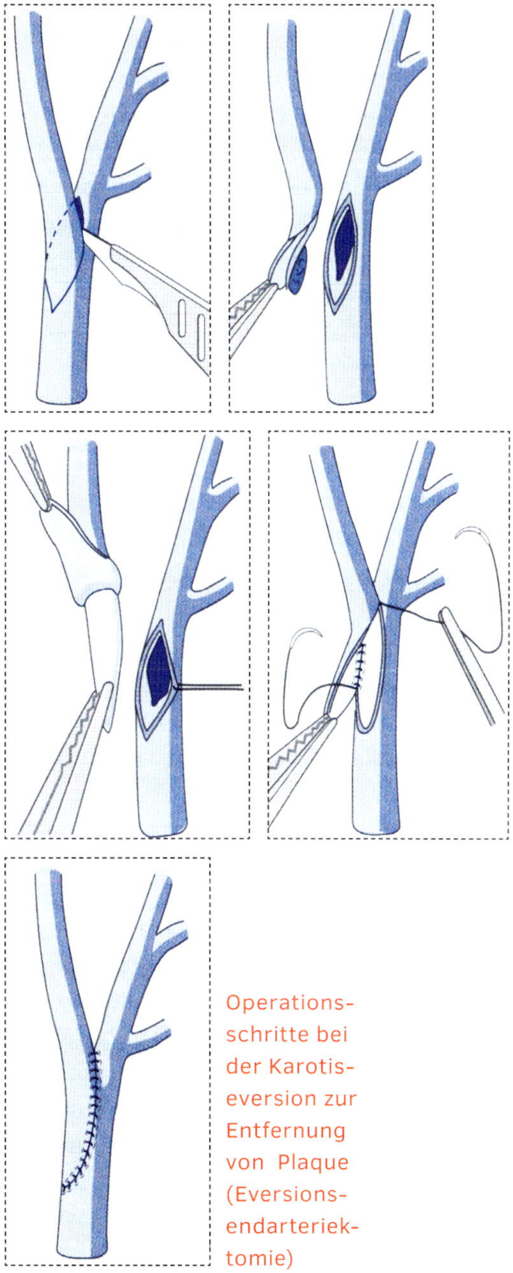

Operationsschritte bei der Karotiseversion zur Entfernung von Plaque (Eversionsendarteriektomie)

darf von Plaque befreit. Ist alles sauber, wird die Interna wieder angenäht und der Blutstrom am Ende freigegeben. Im OP erfolgt dann direkt noch eine angiografische Kontrolle mit etwas Kontrastmittel und dem Röntgenbogen. Darauf kann der Operateur beurteilen, ob die Karotis sauber ist und die Naht nichts einengt. Wenn der Befund in Ordnung ist, wird die Wunde schichtweise wieder verschlossen und ein kleiner Schlauch in die Wundhöhle eingelegt (Redondrainage). Das dient dazu, dass etwas Blut und Wundflüssigkeit ablaufen kann und die postoperative Schwellung geringer bleibt. Meist wird die Drainage ein bis zwei Tage nach der Operation entfernt. Wie bei jeder Operation kann es auch postoperativ noch zu Komplikationen kommen, wie Blutdruckschwankungen, Nachblutungen, Schwellungen, Wundheilungsstörungen, Thrombosen, Infektionen oder Reaktionen auf Medikamente. Diese Komplikationen sind selten und meist gut beherrschbar, aber der Grund, warum Sie drei bis fünf Tage postoperativ noch in der Klinik bleiben sollten.

Gibt es eine Alternative zur Operation und wann macht dies Sinn?

Die Alternative zur Operation ist die „interventionelle Therapie“. Dies bedeutet bei der Karotis das Einbringen eines Stents in die verengte Stelle. Dabei wird in örtlicher Betäubung in die Leistenarterie gestochen und eine Schleuse ins Gefäß geschoben. Nach angiografischer Darstellung der Stenose wird nun ein von der Größe her passender Stent an diese Stelle vorgeschoben und dort entfaltet. Damit wird der Plaque an der Wand stabilisiert und die Einengung des Gefäßes deutlich reduziert. In einigen Kliniken werden vor Einbringen des Stents sogenannte „Embolieprotektionssysteme“ eingebracht, die verhindern sollen, dass während der Prozedur möglicherweise abgelöste Plaqueteilchen mit dem Blutstrom ins Gehirn schwimmen und einen Schlaganfall verursachen.

Denn im Gegensatz zur Operation gibt es beim Stenting keine mechanische Kontrolle des Blutflusses ins Gehirn.

Auf den ersten Blick mag diese Methode einfacher und mit weniger Umständen für den Patienten verbunden sein. Studien haben jedoch ergeben, dass die Rate an Schlaganfällen während dieser Prozedur, vor allem bei symptomatischen Patienten, höher ist als bei der Operation. Daher wird in der Regel die Operation dem Stent vorgezogen, da die Risiken für Schlaganfall und Tod geringer sind. In selektierten Fällen macht der Stent jedoch durchaus Sinn. Dies kann zutreffen für Patienten mit Rezidivstenosen, Voroperationen oder Bestrahlungen am Hals, einer bereits bekannten Stimmbandlähmung oder sonstigen Komplikationen, die eine Operation deutlich erschweren würden. Ob nun die Operation oder das Stenting im Einzelfall die bessere Therapie darstellt, wird zusammen mit dem Patienten besprochen und entschieden.

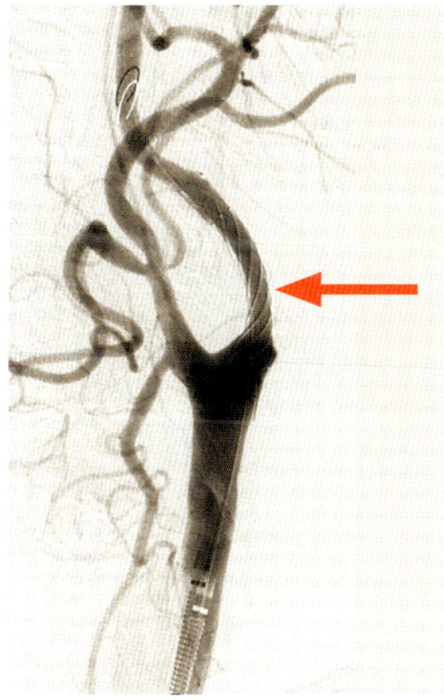

Angiografie nach erfolgreicher Karotisstentsetzung

Medikamentöse Begleittherapie

Wie bereits erwähnt, ist eine medikamentöse Therapie bei Karotisstenosen ein Grundbaustein. Sie besteht in erster Linie aus einem Blutverdünner, der die Funktion der Blutplättchen einschränkt (Thrombozytenaggregationshemmer), und einem Medikament, das die Blutfette senkt (Lipidsenker). Bewährt hat sich die Kombination aus Acetylsalicylsäure (ASS) und einem Statin.

Im Gegensatz zu vielen anderen Operationen ist es gerade bei der Karotis-OP/Stenting wichtig, dass das ASS schon vorher und auch während

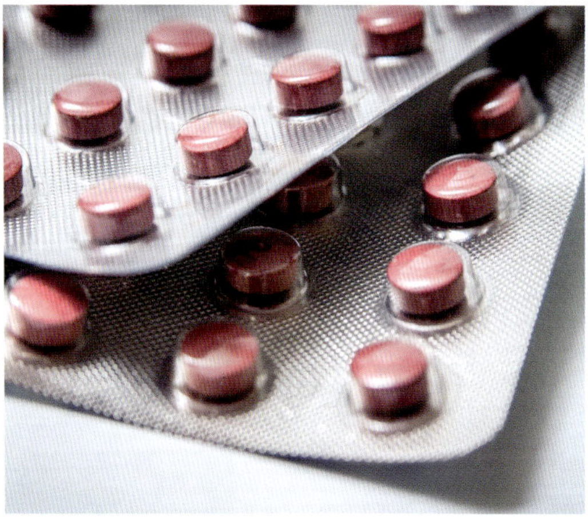

der Operationsphase weiter eingenommen wird. Sollte ein Stent geplant sein, hat sich die Gabe eines zusätzlichen Blutverdünners (Clopidogrel) über einen Zeitraum von mindestens einem Tag vorher bis vier bis sechs Wochen nach Stentimplantation bewährt. Dies verhindert, dass sich innerhalb des Stents Blutplättchen bzw. ein Gerinnsel ablagern/t.

Was kommt nach der Operation oder dem Stent?

Nach erfolgreicher Behandlung der Karotisstenose ist die Gefahr eines Schlaganfalls zunächst deutlich reduziert und das Leben kann wie gewohnt weitergeführt werden.

Nach der Operation sollten Sie sich jedoch noch mindestens zwei bis drei Wochen schonen. Dazu gehört, keine großen körperlichen Anstrengungen zu unternehmen, keine Saunagänge, keine heißen Vollbäder nehmen, seelische Aufregung und direkte Sonneneinstrahlung auf die Wunde möglichst vermeiden. Gegen Spaziergänge und leichte Tätigkeiten ist jedoch nichts einzuwenden. Die körperliche Erholungsphase nach dem Stenting ist deutlich kürzer. Dennoch sollten Sie eine Woche lang keine größeren Anstrengungen unternehmen, da auch die Punktionsstelle in Ruhe abheilen muss. Wichtig ist auch, dass die Medikamente, wie mit Ihrem Internisten und der Klinik besprochen, regelmäßig eingenommen werden.

Da sowohl die operierte als auch die gestentete Stelle wieder Ablagerungen bekommen kann (Re-Stenose oder Rezidivstenose genannt), ist eine regelmäßige Ultraschallkontrolle sehr wichtig. Die erste Kontrolle sollte drei bis sechs Monate nach der Behandlung erfolgen. Wenn dann alles in Ordnung ist, reichen jährliche Kontrollen.

DIE KRANKHAFTE ERWEITERUNG DER HAUPTSCHLAGADER: DAS AORTENANEURYSMA

Anatomie und Funktion der Hauptschlagader

Die Hauptschlagader entspringt dem linken Herzen und besteht aus einem aufsteigenden Teil, der Aorta ascendens, die dann in einen Bogen übergeht, der sämtliche arteriellen Äste für Kopf und Arme abgibt (siehe Abbildung unten). Danach beginnt der absteigende Teil der Aorta, genannt descendens. Sie verläuft zunächst gerade durch den Brustraum und wird hier auch thorakale Aorta genannt. Dann durchtritt sie das Zwerchfell in den Bauchraum und gibt hier die Äste für die Organe ab. Diese Hauptäste versorgen den Magen, die Leber, die Milz, die Bauchspeicheldrüse und den gesamten Darm sowie beide Nieren mit Blut. Insgesamt bilden die Äste der Aorta und der Beckenarterien ein ausgeprägtes Netzwerk und haben zahlreiche Verbindungsstellen, um alle Körperteile ausreichend zu versorgen. Die Nierenarterien sind die letzten großen Organarterien, die links und rechts aus der Bauchaorta (Aorta abdominalis) entspringen, bevor sie sich ca. auf Höhe des Nabels in die beiden Beckenarterien (jeweils Arteria iliaca) aufzweigen. Die Arteria iliaca selbst spaltet sich auch nochmals in einen inneren (Iliaca interna) und einen äußeren Anteil (Iliaca externa) auf und versorgt das Gesäß, das kleine Becken und die Beine mit Blut.

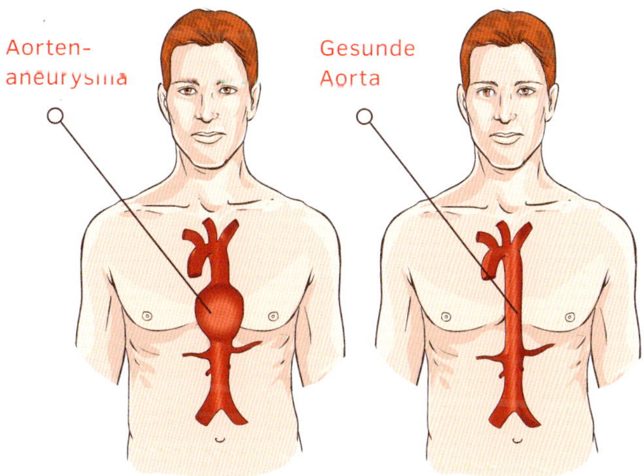

Krankhafte Veränderungen der Aorta und ihrer Äste können prinzipiell in allen Abschnitten auftreten. Die häufigsten Erkrankungen sind arteriosklerotisch bedingte Verschlussprozesse und krankhafte Aussackungen der Hauptschlagader. Da dies am häufigsten den Teil unterhalb der Nierenarterien betrifft (infrarenale Aorta), ist dieses Kapitel hauptsächlich der Behandlung des abdominellen Aortenaneurysmas (Bauchaortenaneurysma) gewidmet.

Was ist ein Aortenaneurysma und wie entsteht es?

Die umschriebene und krankhafte Erweiterung eines Gefäßes um mehr als 50 % seines gesunden Gefäßdurchmessers wird als Aneurysma bezeichnet. Das häufigste Aneurysma ist das abdominelle Aortenaneurysma (AAA) oder auch Bauchaortenaneurysma genannt. Es ist am besten untersucht hinsichtlich Entstehung und Verlauf. Das Risiko der Erkrankung ist ein Platzen (Ruptur) der Bauchaorta, was außerhalb des Krankenhauses in über 90 % der Fälle zum raschen Tod führt. Der durchschnittliche Durchmesser der Bauchaorta beträgt 2 cm und ab 3 cm wird per Definition von einem Bauchaortenaneurysma gesprochen. Da der Durchmesser jedoch abhängig von Alter, Geschlecht und Körpergröße variieren kann, sind diese Zahlen in ihrer Genauigkeit eingeschränkt und müssen individuell bei jedem Menschen betrachtet werden.

Die meisten abdominellen Aortenaneurysmen sind sogenannte „wahre Aneurysmen“, was sich auf die Ausbeulung der gesamten Arterienwand in einem Abschnitt bezieht. Im Gegensatz zu den arteriosklerotischen Verschlussprozessen kommt es meist zur Beteiligung aller drei Wandschichten (Initima, Media und Adventitia). Damit verliert das Gefäß seine strukturelle Stabilität und kann an den geschwächten Stellen dem Blutdruck nicht mehr standhalten, was zu einer langsamen, ballonartigen Aussackung führt. Die wichtigste Gefäßschicht, um dem pulsatilen Blutdruck standzuhalten, ist die sogenannte „Media“. Sie besteht aus glatten Muskelzellen und einer Matrix, die außerhalb der Zellen mit elastischen Fasern und Kollagenen eine verbindende Schicht bildet (Extrazellulärmatrix). Die Entstehung eines Bauchaortenaneurysmas ist ein degenerativer Prozess und somit altersbedingt. Über die Jahre sind dabei drei hauptsächliche Faktoren verantwortlich für das Entstehen bzw. Voranschreiten des Aneurysmas:

- langsame Reduktion von Stammzellen, aus denen sich die glatten Muskelzellen der Media entwickeln,
- der allmähliche Untergang der Extrazellulärmatrix (elastische Schicht),
- ein chronischer Entzündungsprozess.

Wodurch diese Prozesse angestoßen und unterhalten werden, ist im Einzelnen nicht zu 100 % geklärt. Es ist jedoch ausreichend untersucht und belegt, dass die meisten Aortenaneurysmen auf dem Boden einer Arteriosklerose entstehen.

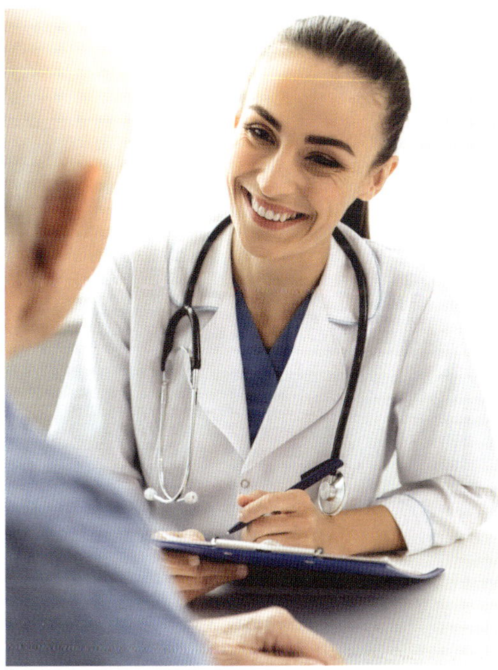

Außerdem findet sich bei ca. 15 % der Aneurysmapatienten ein weiteres Familienmitglied mit Bauchaortenaneurysma, was auf eine erbliche Komponente schließen lässt. Weitere mögliche Ursachen sind bekannte genetische Erkrankungen, wie z.B. das Marfan-Syndrom, bei dem regelhaft Aneurysmen auftreten. Bakterielle Infektionen können in seltenen Fällen ebenfalls zur Entstehung eines Aortenaneurysmas führen.

In der folgenden Infobox sind die Hauptrisikofaktoren, die das Entstehen und Fortschreiten eines Aortenaneurysmas begünstigen, zusammengefasst:

HAUPTRISIKOFAKTOREN FÜR ENTSTEHUNG ODER FORTSCHREITEN EINES AORTENANEURYSMAS

- Alter (ab dem 60. Lebensjahr),
- männliches Geschlecht,
- Rauchen,
- Bluthochdruck,
- erhöhte Blutfettwerte,
- das Vorhandensein von Hernien,
- andere arterielle Gefäßerkrankungen (vor allem der Herzkranz- und Beingefäße).

(Quelle: Broschüre Gefäßforum Österreich)

Diagnostik: Wann sollten Sie sich untersuchen lassen und wie läuft die Untersuchung ab?

Wenn die genannten Risikofaktoren auf Sie zutreffen (Alter über 60 Jahre, aktiver oder Ex-Raucher, Bluthochdruck, andere arterielle Erkrankungen, Familienmitglieder mit Aneurysma), dann sollten Sie eine Screeninguntersuchung durchführen lassen. Dies wird wie bei der Halsschlagader mit dem Ultraschall gemacht. Ihr Arzt wird den Ultraschallkopf über den Bauch führen und dabei die Hauptschlagader beurteilen. Dabei kann völlig schmerzfrei gesehen werden, ob eine krankhafte Erweiterung der Aorta besteht und wie groß der maximale Durchmesser ist. Da die Hauptschlagader weit hinten im Bauchraum über der Wirbelsäule verläuft, ist es ratsam, nüchtern zur Untersuchung zu kommen, um eventuelle Sichteinschränkungen durch einen vollen Darm zu minimieren. Sollte der maximale Durchmesser Ihrer Aorta zwischen 2,5 und 3 cm betragen, so reicht eine Kontrolle mittels Ultraschall nach zwei bis vier Jahren. Sollte der Durchmesser größer als 3 cm sein, ist es ratsam, mit dem Befund einen Gefäßspezialisten aufzusuchen und diesen zu besprechen. Dem Baumdiagramm (unten) können Sie die aktuellen Empfehlungen zu Größe und entsprechendem Vorgehen entnehmen.

ANEURYSMASCREENING

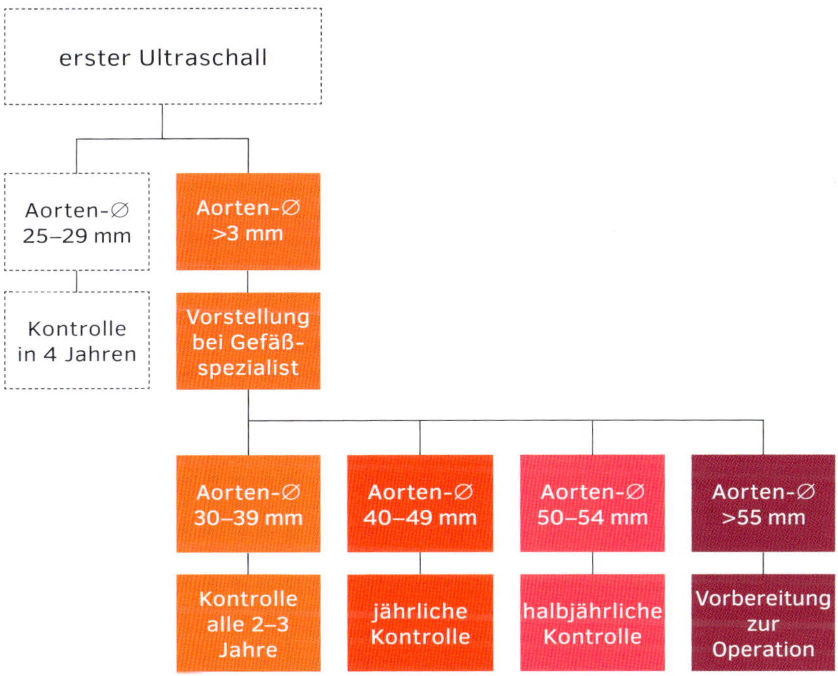

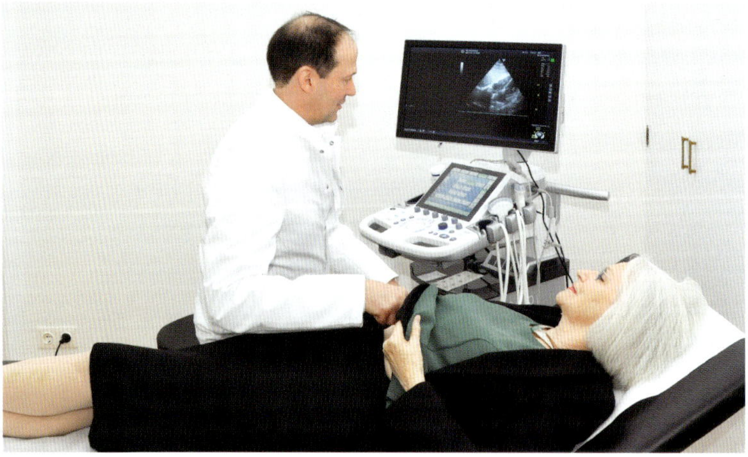

Ultraschalluntersuchung bei Verdacht auf Bauchaortenaneurysma

Wichtig ist jedoch, dass eine Entscheidung zum weiteren Vorgehen immer individuell getroffen werden muss. Neben dem Durchmesser spielen auch Alter, Nebenerkrankungen, mögliche Symptome und Aussehen des Aneurysmas (kugelig oder an einer Stelle besonders ausgewölbt etc.) eine Rolle.

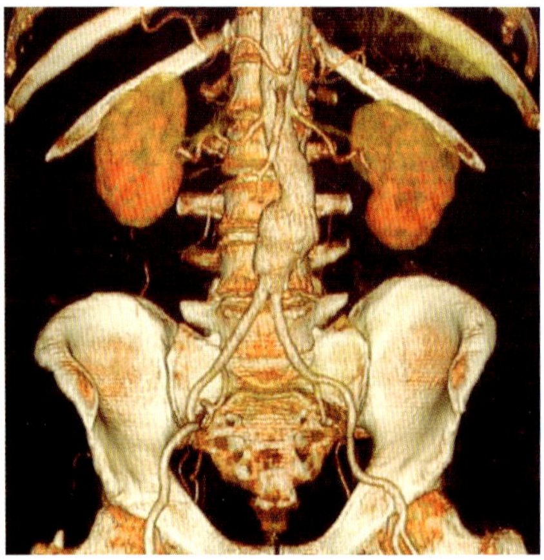

3D-Rekonstruktion eines Bauchaortenaneurysmas mit Computertomografie

Da ein Aneurysma im Ultraschall nicht immer vollständig beurteilt werden kann, ist insbesondere bei größeren Aneurysmen in der Regel eine Computertomografie-Angiografie (CTA) notwendig. In der CTA können die Konfiguration (anatomische Ausdehnung und Form) des Aneurysmas sowie die abgehenden Organarterien (Viszeralarterien) sehr gut beurteilt werden. Meist ist erst nach der CTA eine Entscheidung zum weiteren Vorgehen möglich. Andere Untersuchungsverfahren, wie ein MRT oder eine Angiografie, kommen heutzutage als Basisdiagnostik des Aortenaneurysmas nur selten zum Einsatz und dienen meist der Beantwortung spezieller Fragestellungen.

Wann muss ein Aortenaneurysma behandelt werden?

Wenn der maximale Durchmesser des Aneurysmas bei Frauen mehr als 5 cm und bei Männern mehr als 5,5 cm aufweist, ist die Behandlung indiziert. Ab dieser Größe ist das Risiko für ein Platzen des Aneurysmas (auch Ruptur genannt) pro Jahr höher als das Risiko, bei der Operation schwerwiegende Komplikationen zu erleiden. Je größer das Aneurysma ist, umso höher ist die Wahrscheinlichkeit für eine Ruptur innerhalb eines Jahres. So liegt die Rupturrate bei Aneurysmen mit 6 cm Durchmesser bei ca. 10 %, während Aneurysmen mit 8 cm bereits zu über 30 % innerhalb eines Jahres rupturieren. Kommt es tatsächlich zu einer Ruptur außerhalb des Krankenhauses, wird das in 90 % der Fälle nicht überlebt. Auch von den Patienten, die das Krankenhaus lebend erreichen und von einem erfahrenen Ärzteteam versorgt werden, überleben nur etwa 50 %. Daher kann die elektive (gewählte) Operation eines rupturgefährdeten Aneurysmas als eine lebensrettende Maßnahme angesehen werden. Neben dem Durchmesser des Aneurysmas gibt es noch weitere Faktoren, die die Entscheidung zur Operation beeinflussen:

- Ein „symptomatisches" Aneurysma muss zeitnah operiert werden. Symptomatisch bedeutet, dass der Patient Beschwerden durch das Aneurysma hat. Dies können zum Beispiel Rücken- oder Bauchschmerzen sein.
- Aneurysmen, die innerhalb von sechs Monaten um mehr als 5 mm wachsen und damit rasch an Durchmesser zunehmen, sollten operiert werden.

- Sollten schwerwiegende Beckenarterienaneurysmen oder Verschlüsse der Beckenarterien vorliegen, kann die Mitbehandlung des Aortenaneurysmas indiziert sein.
- Abgelagerte Blutgerinnsel innerhalb des Aneurysmasacks können zu Thrombosen bzw. Embolien führen. Auch dann sollte das Aneurysma rasch behandelt werden.

WIE VERHALTE ICH MICH, WENN ICH EIN AORTENANEURYSMA HABE?

1. Besprechen Sie die notwendigen Untersuchungen und die Abstände mit Ihrem Gefäßspezialisten.
2. Da Rauchen das Rupturrisiko steigert, sollte Sie damit aufhören. Entsprechende Tipps finden Sie im ersten Kapitel dieses Buches.
3. Nehmen Sie Ihre Medikamente regelmäßig ein und achten Sie auf einen möglichst gleichmäßigen, normalen Blutdruck.
4. Die Blutfettwerte sollten im Normbereich sein bzw. gesenkt werden.
5. Ernähren Sie sich ausgewogen und gesund. Sofern Sie übergewichtig sind, sollte eine Gewichtsreduktion angestrebt werden.
6. Leichte Ausdauersportarten wie Radfahren, Spazieren, Wandern eignen sich, um in Bewegung zu bleiben und das Gewicht und den Blutdruck positiv zu beeinflussen.
7. Achten Sie auf mögliche Symptome wie starke Rücken- oder Bauchschmerzen, die ungewöhnlich für Sie sind. Wenn diese auftreten, ist umgehend die nächste Notaufnahme aufzusuchen.

Oft ist die Indikationsstellung zur Behandlung nicht ganz einfach und muss unter Berücksichtigung der individuellen Gesamtsituation des Patienten getroffen werden. Daher wird die Entscheidung für oder gegen eine Operation meist im Rahmen eines ausführlichen Aufklärungsgesprächs mit Ihrem Gefäßspezialisten und in Zusammenschau aller Ihrer Befunde getroffen.

Wie wird ein Aortenaneurysma behandelt?

Das Ziel einer operativen Behandlung besteht darin, den Druck von der ausgedehnten und geschwächten Aneurysmawand wegzunehmen und damit ein Platzen zu verhindern. Dies geschieht, indem man den aneurysmatischen Anteil der Aorta vom Blutfluss ausschaltet und sozusagen einen neuen Blutpfad anlegt. Dieser neue Pfad beginnt in einem gesunden Stück Aorta und endet wieder in einem gesunden Anteil der Aorta oder der Beckengefäße. Der Ersatz der erkrankten Aorta kann entweder durch eine offene Bauchoperation (Einnähen eines flexiblen Kunststoffrohres, auch Prothese genannt) oder durch das Einbringen von mit Kunststoff ummantelten Stents erfolgen. Beide Verfahren werden im Folgenden besprochen.

Die offene Operation über einen Bauchschnitt

Wie der Name schon sagt, handelt es sich bei der offenen Operation um einen Eingriff, der über ein Freilegen der Aorta erfolgt. Hierzu wird in Allgemeinnarkose ein Bauchschnitt durchgeführt und das Aneurysma vorsichtig dargestellt. Anschließend wird die Hauptschlagader im oberen und unteren wieder gesunden Anteil geklemmt. Beim unteren Teil kann es sein, dass die beiden Beckenarterien extra geklemmt werden müssen, wenn das Aneurysma bis oder über die Bifurkation der Aorta reicht. Durch das Ausklemmen wird der Blutfluss für die Operation im

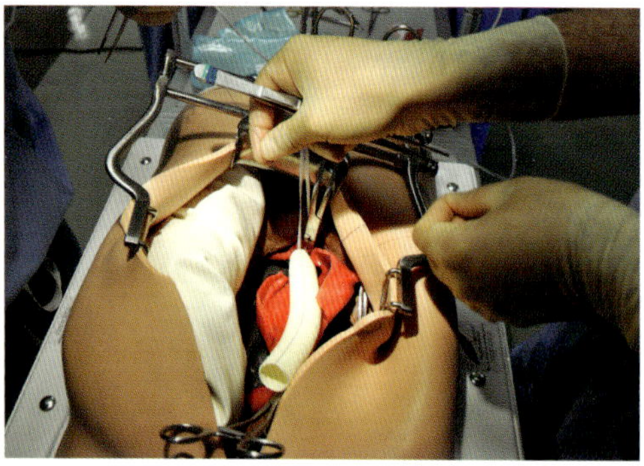

Einnähen einer Rohrprothese zur Ausschaltung eines Aortenaneurysmas im Modell ▲▼

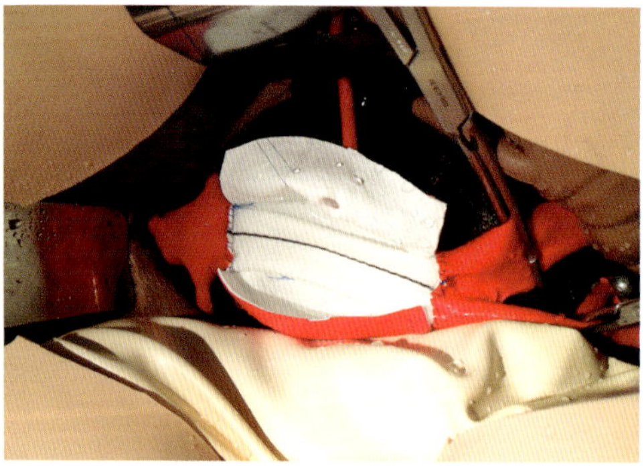

Darstellung einer Y-Prothese am Modell ▼

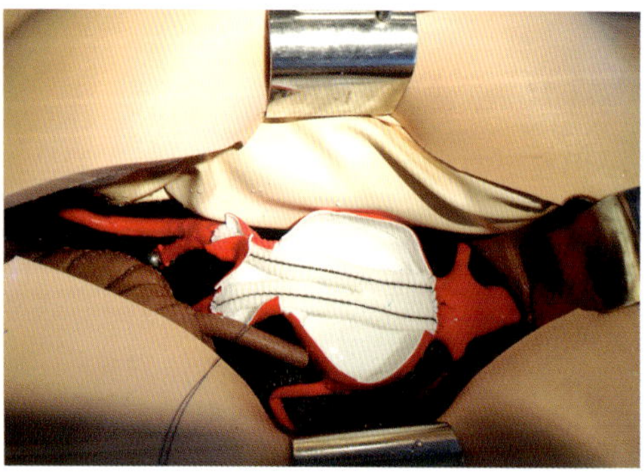

Aneurysmabereich unterbrochen. Bei herzgesunden Patienten wird das in der Regel gut toleriert. Sollte jedoch eine relevante Vorschädigung des Herzens vorliegen, muss eventuell die OP-Methode mittels Stent gewählt werden.

Nach dem Ausklemmen wird das Aneurysma eröffnet und seiner Länge nach an der Vorderwand aufgeschnitten. Die Kunststoffprothese wird nun am oberen Ende in die gesunde Aortenwand mittels feiner Fäden eingenäht. Dasselbe geschieht am unteren Ende. Je nach Ausdehnung des Aneurysmas wird dafür eine Rohrprothese (siehe Abbildung oben) oder eine Y-Prothese (Anschluss an beide Beckenarterien) verwendet. Nach erfolgtem Einnähen wird der Blutstrom wieder freigegeben und der Bauch nach Einlage von Drainagen verschlossen. Danach kommt der Patient auf die Intensivstation und wird langsam wieder aus der Narkose geholt. Durch den Eingriff kann es einige Tage dauern, bis Darm-, Nieren- und Harnfunktion wieder in den gewohnten Gang kommen. Eine intensive Überwachung ist daher notwendig.

Die minimal-invasive, endovaskuläre Operation mittels Stent

Die Ausschaltung eines Aortenaneurysmas mittels Stent wird in der Fachsprache auch EVAR genannt (aus dem Englischen: **E**ndo**v**ascular **A**ortic **R**epair) und meint die Schienung innerhalb des Gefäßsystems.

Die Operation kann in der Regel in örtlicher Betäubung (Lokalanästhesie) erfolgen. Hierbei wird ein Betäubungsmittel in beide Leisten gespritzt. Dann wird entweder über einen kleinen Schnitt die Leistenarterie freigelegt oder sie wird direkt über die Haut punktiert. Die Punktion des Gefäßes erfolgt in jedem Fall mit einer Hohlnadel, über die dann ein Draht ins Gefäßsystem geschoben werden kann. Die Schritte werden unter Röntgendurchleuchtung und teilweise unter Gabe von Kontrastmittel durchgeführt, um das Gefäßsystem und die Materialien gut zu sehen. Über den eingeführten Draht können dann Katheter und schließlich die noch eng zusammengefaltete Stentprothese eingeführt werden. Wenn sie sicher an der richtigen Stelle platziert ist, wird die Hülle zurückgezogen und der Stent kann sich innerhalb des Gefäßes entfalten. Er dichtet unterhalb der Nierenarterien und in den Beckengefäßen ab, sodass das Aneurysma nun vom Blutstrom ausgeschlossen ist. Der Blutdruck kann also nicht mehr auf die kranke Aortenwand einwirken. Aufgrund der Stabilität und Haltbarkeit hat sich bei der Stentmethode das Landen in den Beckengefäßen bewährt (siehe Abbildung).

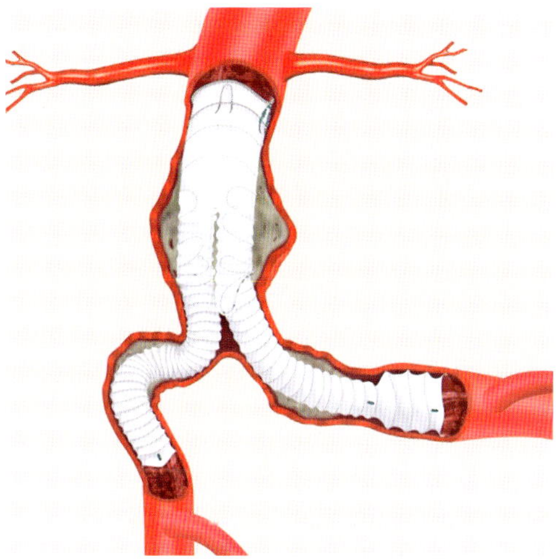

Die EVAR

Mögliche Komplikationen

Ein Eingriff an der Hauptschlagader birgt sowohl offen als auch endovaskulär (innerhalb des Gefäßes) einige Risiken. Das liegt zum Großteil an den Versorgungsaufgaben der Aorta. Die Organarterien dürfen nicht beschädigt oder durch sich bildende Blutgerinnsel verstopft werden, um Minderdurchblutungen der Organe zu vermeiden. Außerdem gibt die Aorta auch unterhalb der Nierenarterien noch Äste zum Darm, den Geschlechtsorganen und dem Rückenmark ab, die bei beiden Methoden teilweise oder ganz vom Blutzufluss ausgeschaltet werden. Meist wird dies durch Kollateralkreisläufe gut toleriert, kann aber in seltenen Fällen auch zu Symptomen der Minderdurchblutung führen. Bei beiden Methoden kann es zur Minderdurchblutung des Darmes, der Nieren, der Beckenorgane, des Rückenmarks oder gar der Beine kommen. Im schlimmsten Fall führt dies zum Verlust von Darmanteilen und einem künstlichen Ausgang, zur Dialysepflicht (dauerhafte Blutwäsche), zu Potenzstörungen, zu bleibenden Lähmungen bis hin zur Querschnittlähmung oder zur Minderdurchblutung der Beine bis hin zum Verlust von Teilen des Beines. Das Risiko, eine dieser schwerwiegenden Komplikationen zu erleiden, ist jedoch sehr gering und wird vorher unter den individuellen Voraussetzungen mit Ihnen besprochen. Das Risiko, während oder kurz nach der Operation zu versterben, ist bei der offenen Operation generell höher als bei EVAR und liegt in einem erfahrenen Zentrum etwas unter 3 %.

Spezifisch für die offene Operation sind außerdem Komplikationen wie die Ausbildung einer Narbenhernie am Bauch und ein höheres Risiko für Wundheilungsstörungen und Infektionen an der Prothese selbst. Auch die Erholung von der offenen Operation dauert in der Regel wesentlich länger als nach EVAR, und Komplikationen wie eine Lungenentzündung und die Belastung des Herzens durch die OP sind höher.

VERANSCHAULICHUNG DER VERSCHIEDENEN ENDOLEAKARTEN

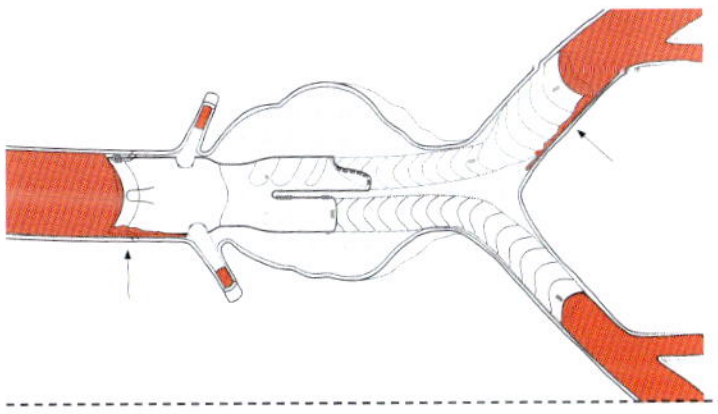

TYP 1:
Die Prothese dichtet nicht richtig ab und es kommt zum Blutdurchtritt zwischen Arterienwand und Prothese in den Aneurysmasack.

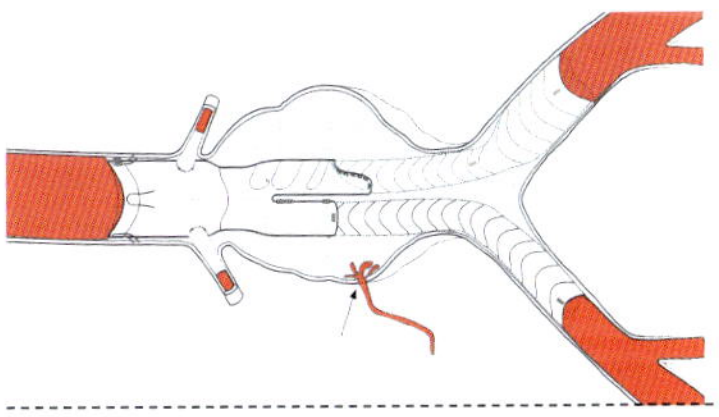

TYP 2:
Kleine Arterien, die den Darm oder das Rückenmark versorgen, bilden eine Flussumkehr und sorgen für eine weitere Durchblutung des Aneurysmas.

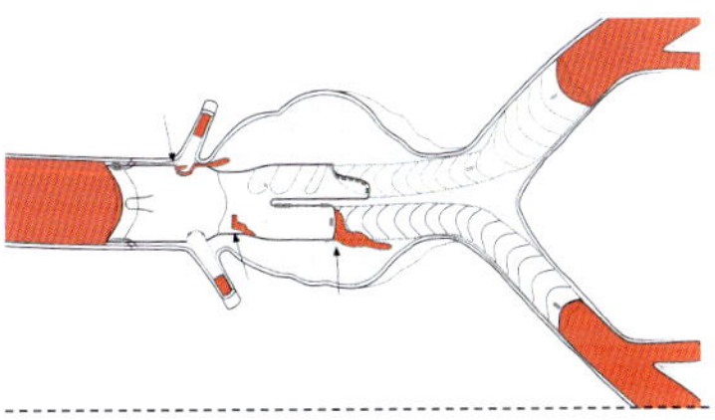

TYP 3:
Es kommt zu Undichtigkeiten an den Überlappungsstellen der einzelnen Prothesenanteile.

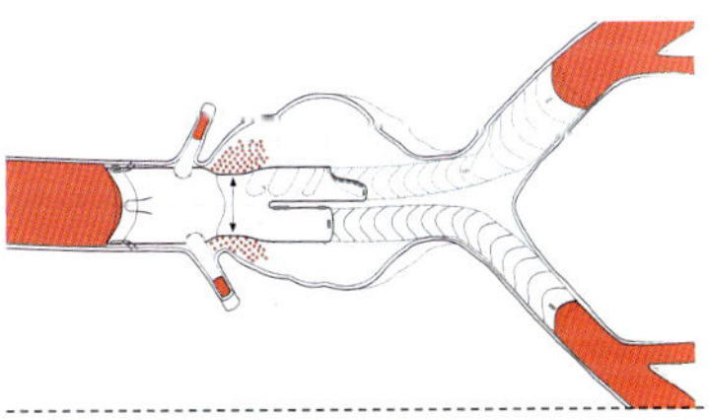

TYP 4:
Undichtigkeit durch Materialdurchlässigkeit (sehr selten)

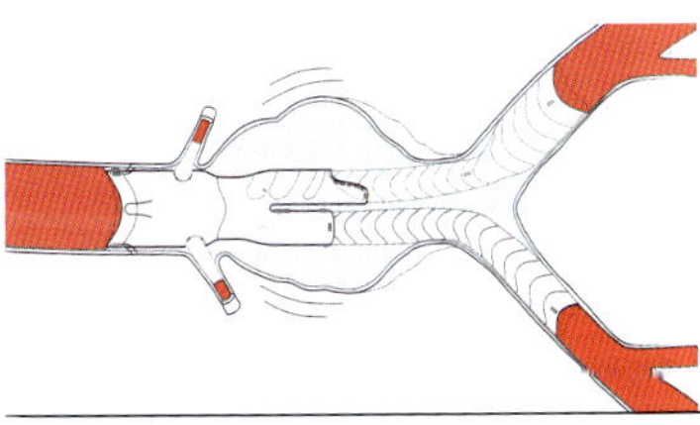

TYP 5:
Ein Endoleak kann im CT oder Ultraschall nicht nachgewiesen werden, aber das Aneurysma wächst trotzdem. Diese Situation wird als Endotension bezeichnet.

Ein spezifisches Risiko bei der Behandlung mittels EVAR ist das Auftreten von Undichtigkeiten. Man nennt diese Undichtigkeiten auch „Endoleaks“ und sie bedeuten, dass das Aneurysma trotz Stent noch von Blut durchflossen wird. Der Grund dafür kann unterschiedlich sein:

- Kleinere Arterien, die aus dem Aneurysmasack abgegangen sind, können ihre Flussrichtung umkehren und so weiter für einen Blutfluss sorgen.
- Der Stent könnte an einer Stelle nicht richtig abdichten, sodass Blut an ihm vorbei in den Aneurysmasack fließen kann.
- Das Material des Stents könnte undicht sein.
- Die Überlappungszonen der einzelnen Stentanteile sind nicht dicht (siehe Abbildung Seite 59).

Da diese Undichtigkeiten auch noch nach Jahren auftreten können, ist eine regelmäßige jährliche Kontrolle mittels CT oder Kontrastmittelultraschall notwendig.

Die Vor- und Nachteile von der offenen und endovaskulären Operation sind in der nachfolgenden Tabelle nochmals zusammengefasst. Nach den aktuellen Leitlinien wird in den meisten Fällen heutzutage zur endovaskulären Operation geraten. Allerdings ist diese mit mehr strahlenbelastenden Nachkontrollen und mehr Folgeeingriffen verbunden, weshalb die Methode bei jüngeren und ansonsten gesunden Patienten nicht empfohlen werden kann.

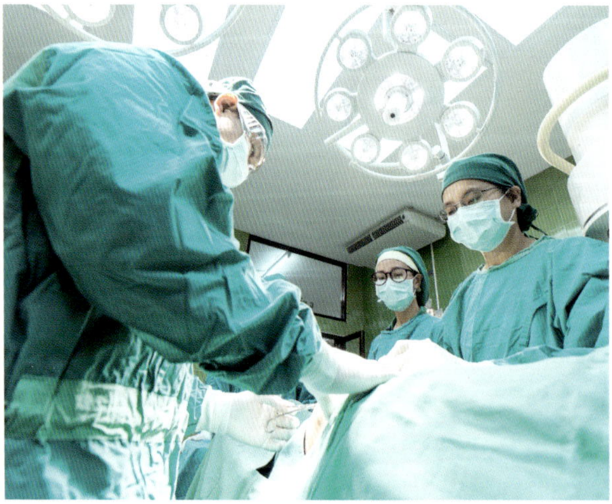

VOR- UND NACHTEILE DER OFFENEN UND ENDOVASKULÄREN AUSSCHALTUNG DES ABDOMINELLEN AORTENANEURYSMAS

METHODE	VORTEILE	NACHTEILE
OFFENE OPERATION	▸ längere Haltbarkeit ▸ keine jährlichen strahlenbelastenden CT-Untersuchungen ▸ weniger Folgeeingriffe ▸ weniger anatomische OP- Einschränkungen als beim Stent	▸ höhere Sterblichkeit ▸ längerer Krankenhausaufenthalt ▸ langwierige Erholung nach OP ▸ mögliche Narbenhernien mit Folgeoperation
EVAR/ STENT-METHODE	▸ Eingriff in Lokalanästhesie meist möglich ▸ geringere Belastung für den Körper ▸ geringere Sterblichkeit ▸ schnellere Genesung nach OP	▸ geringere Haltbarkeit als offene OP ▸ jährliche Kontrollen mit Kontrastmittel und Röntgenstrahlung ▸ größere langfristige Belastung der Nieren durch Kontrastmittel ▸ häufigere Folgeeingriffe ▸ nicht alle Aneurysmen können aus anatomischen Gründen mit Stent behandelt werden

Medikamentöse Therapie

Gerade bei Patienten, deren Aortenaneurysma noch nicht so groß ist, spielt die medikamentöse Therapie zur Prophylaxe des weiteren Wachstums eine wichtige Rolle.

Dazu gehört die Gabe von Fettsenkern (Statinen). Es konnte gezeigt werden, dass Patienten, die über einen längeren Zeitraum Fettsenker einnahmen, eine geringere Sterblichkeit nach der Operation hatten, und es bestehen Hinweise, dass auch das Wachstum des Aneurysmas verlangsamt werden kann.

Bei der Behandlung des Bluthochdruckes sollen bevorzugt Betablocker eingenommen werden. Sie haben einen positiven Effekt auf ein langsameres Aneurysmawachstum.

EXKURS:
WEITERE LOKALISATIONEN DES AORTENANEURYSMAS UND MÖGLICHE THERAPIEN

Wie bereits erwähnt, können alle Abschnitte der Hauptschlagader von einer krankhaften Aussackung betroffen sein.

Betrifft es den Anteil, der im Brustraum verläuft, so spricht man von einem thorakalen Aortenaneurysma (TAA). Sollte die Aorta sowohl im Brust- als auch Bauchbereich erweitert sein, dann spricht man von einem thorakoabdominellen Aortenaneurysma (TAAA). Von einem komplexen Bauchaortenaneurysma spricht man, wenn das Aneurysma bis oder über die Nierenarterien reicht und somit nicht mit einer normalen Prothese oder Stent versorgt bzw. nicht unterhalb der Nierenarterien geklemmt werden kann wie bei der offenen Operation.

Prinzipiell kann ein Aneurysma an fast allen Stellen offen operiert werden. Mit der Etablierung und Entwicklung von speziellen Stents ist die endovaskuläre Behandlung heutzutage in den meisten Fällen jedoch vorzuziehen, da sie mit weniger Komplikationen und einem geringeren Trauma verbunden ist. Dabei kommen speziell für den

Patienten angefertigte Stentprothesen zum Einsatz. Sie haben kleine Löcher oder Äste für die einzelnen Organarterien und können somit auch eingesetzt werden, wenn das Aneurysma über die Organarterien hinweg reicht. In der Fachsprache heißen diese Prothesen „fenestrierte EVAR“ (= FEVAR mit kleinen Öffnungen, siehe Abbildung) oder „ge-**b**ranchte EVAR“ (mit abzweigenden Prothesenästen zur Verbindung mit den Organarterien, **B**EVAR). Diese Operationen werden an darauf spezialisierten Zentren durchgeführt und jeweils individuell mit dem Patienten geplant und besprochen.

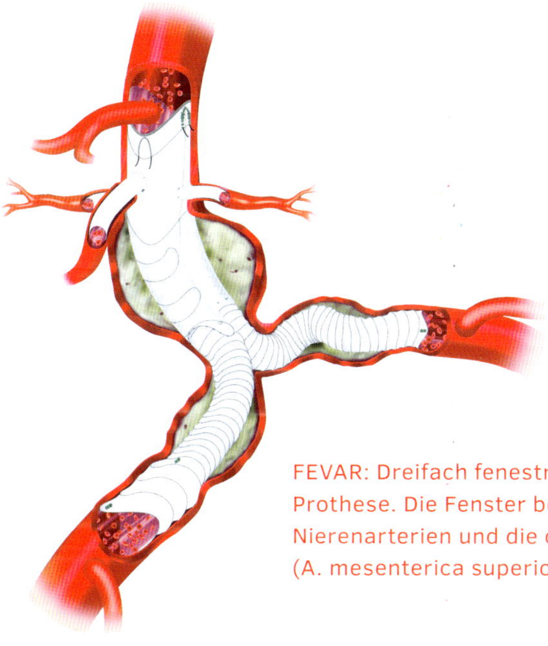

FEVAR: Dreifach fenestrierte endovaskuläre Prothese. Die Fenster bestehen für beide Nierenarterien und die obere Darmarterie (A. mesenterica superior).

KRANKHAFTE ERWEITERUNGEN ANDERER SCHLAGADERN IM KÖRPER

Die krankhafte Erweiterung von anderen arteriellen Abschnitten im Körper ist sehr viel seltener als das Bauchaortenaneurysma. Trotzdem gibt es einige Regionen, die häufiger als andere betroffen sind. Nach der Bauchaorta am häufigsten betroffen sind die Kniekehlenarterien (Arteria poplitea), gefolgt von den Beckengefäßen (Arteria Iliaca), den Organarterien, dem Kopf-Hals-Bereich und zuletzt kommen Aneurysmen im Bereich der Armarterien. In diesem Kapitel werden diese Bereiche im Einzelnen besprochen und die Bedeutung und mögliche Behandlung solcher Aneurysmen erklärt.

Aneurysmen der Beingefäße – Poplitealaneurysma

Aneurysmen der Beingefäße kommen generell selten vor, allerdings sind Aussackungen der Kniekehlenarterie (Arteria poplitea) nach dem Bauchaortenaneurysma die häufigste Lokalisation. Außerdem besteht ein Zusammenhang zwischen beiden, da ca. 36 % der Patienten mit einem Kniekehlenaneurysma auch ein Bauchaortenaneurysma haben.

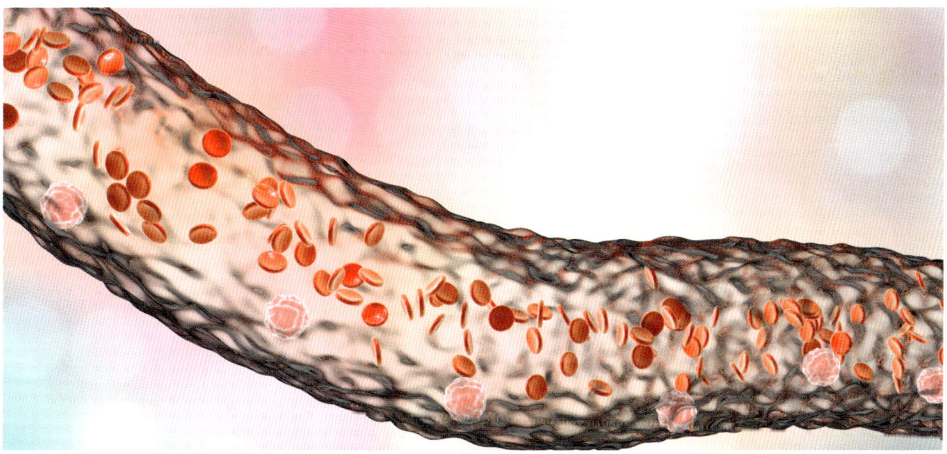

Aneurysmen der Leistenarterie und der Oberschenkelarterie können im Rahmen einer Arteriosklerose, nach vorangegangenen Gefäßoperationen, entzündlich oder bei genetischen Erkrankungen entstehen. Da sie wesentlich seltener sind als das Poplitealaneurysma, werden sie nur in Kürze besprochen.

Leisten- und Oberschenkelarterienaneurysmen

Tritt eine Aussackung der A. femoralis communis, also der Arterie direkt unterhalb des Leistenbandes, auf, macht sich das möglicherweise durch eine tastbar pulsierende Schwellung bemerkbar, viele Patienten spüren jedoch zunächst gar nichts. Auch weiter nach unten verlaufende Aneurysmen der Oberschenkelarterie sind meist asymptomatisch. Bei Größenzunahme kann es jedoch zu Drucksymptomen der Umgebungsstrukturen kommen, mit Kompression der Vene, Thrombosen, Nervenschmerzen und auch Embolien aus dem Aneurysmasack heraus. Wie beim Aortenaneurysma können diese Embolien dort, wo sie ein Gefäß letztlich verstopfen, zu einer Minderdurchblutung führen. Bemerkbar

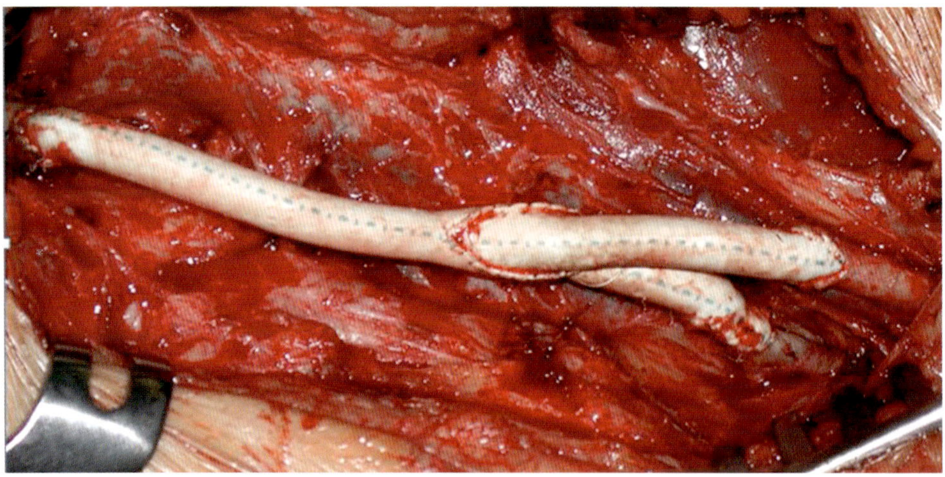

Rekonstruktion eines Leistenaneurysmas

macht sich dies durch Schmerzen, Gefühlsstörungen und ein Blassblau- und Kaltwerden des betroffenen Abschnittes. Meistens sind zunächst Zehen oder Teile des Vorfußes betroffen. Sollte ein größeres Gefäß verlegt sein, kann es zur Minderdurchblutung des gesamten Unterschenkels oder Beines kommen. In diesem Fall ist eine Notfalloperation indiziert, um die Durchblutung wiederherzustellen. Aneurysmen des oberen Beinabschnitts werden daher häufig zufällig entdeckt. Sie können jedoch im Rahmen von Routineuntersuchungen, durch Pulstasten und auch durch den Ultraschall frühzeitig erkannt werden. Kleinere Aneurysmen werden beobachtet und in Abständen von sechs bis zwölf Monaten mittels Ultraschall kontrolliert. Es gibt keine bestimmte Größengrenze, bei der Aneurysmen der Leisten- und Oberschenkelarterie generell behandelt werden müssen, aber ab ca. 2,5 bis 3 cm im Durchmesser erwägen Gefäßspezialisten die operative Sanierung. Auch eine starke Gerinnselbildung innerhalb des Aneurysmas stellt eine Indikation zur raschen Behandlung dar. Einzelne Studien haben außerdem gezeigt, dass diese Aneurysmen nur selten platzen, solange sie kleiner als 5 cm sind.

Besteht die Indikation zur Behandlung, wird in der Leiste unter Vollnarkose ein Schnitt durchgeführt und das Aneurysma vorsichtig freigelegt. Wie auch bei anderen Gefäßoperationen werden die zuführenden und abgehenden Arterienäste geklemmt und das Aneurysma wird so unter Ausschaltung des Blutstromes entfernt. Meist kann das erkrankte Stück durch eine kurze Kunststoffprothese ersetzt werden (siehe Abbildung links). Es gibt viele verschiedene Rekonstruktionsmöglichkeiten, die sich nach dem Ausmaß des Aneurysmas richten. Sollte die Oberschenkelarterie über eine längere Strecke betroffen sein, so bietet sich das Ausschalten des Aneurysmas unter Umgehung mittels Bypass an. Die Bypassoperation am Bein wird beim Poplitealaneurysma und im Kapitel über die pAVK näher beschrieben.

Das Poplitealaneurysma

Die Kniekehlenarterie ist mit > 70 % die Hauptlokalisation für Aneurysmen nach der Aorta. In über 90 % der Fälle sind Männer davon betroffen und das durchschnittliche Alter ist 65 Jahre bei Auftreten bzw. Bemerken des Aneurysmas. Ursächlich für Poplitealaneurysmen sind die Arteriosklerose, die lokale mechanische Belastung der Arterie, genetische Faktoren und entzündliche Prozesse, die die Arterienwand schwächen. Selten kann ein Poplitealaneurysma auch durch ein äußeres Trauma oder vorangegangene Operationen (z.B. am Knie) entstehen.

Der normale Durchmesser der A. poplitea liegt bei ca. 0,7 bis 1,1 cm, und von einem Aneurysma spricht man ab einem Durchmesser von ca. 1,5 cm. Wobei immer zu berücksichtigen ist, wie kaliberstark die Arterie vor und nach dem krankhaft erweiterten Anteil ist. Das Hauptproblem des Aneurysmas ist in diesem Fall nicht die drohende Ruptur (Platzen), sondern es sind Gerinnselablagerungen (siehe Abbildung) am Rand des Aneurysmas. Wie auch an anderen Körperstellen, so können diese zum gesamten Verschluss der Arterie führen oder auch immer wieder kleine Embolien durch Ablösen von Gerinnsel verursachen. Dies führt im Laufe der Zeit zum Verlegen der Unterschenkelarterien, was – wie bei der Schaufensterkrankheit – zu krampfartigen Wadenschmerzen beim Gehen (Claudicatio genannt) führen kann. Sollte die Kniekehlenarterie akut

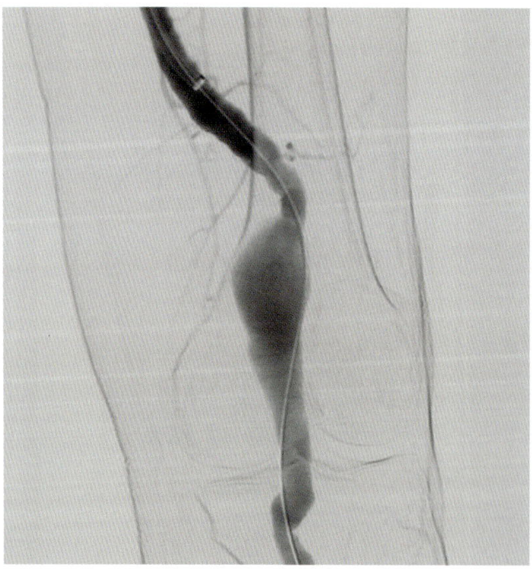

Angiografie eines teilthrombosierten PAA

thrombosieren oder die letzte Unterschenkelarterie akut verlegt sein, führt dies zum Notfall mit drohendem Verlust des Beines, da es nicht mehr durchblutet werden kann. Dieser akute arterielle Verschluss äußert sich in starken Schmerzen, der Fuß/Unterschenkel ist meist gefühlsarm, blass, kalt und kann kaum mehr bewegt werden. In diesem Fall ist sofort ein Krankenhaus aufzusuchen.

Andere Symptome eines Poplitealneurysmas können lokale Schmerzen durch den Druck sein, eine tiefe Beinvenenthrombose, wenn das Aneurysma die nebenliegende Vene abdrückt, entsprechend eine Schwellung des Unterschenkels oder einfach eine tastbare pulsierende Schwellung im Kniegelenk bzw. auf der Innenseite des Schenkels kurz oberhalb des Knies.

In der Akutsituation mit Verlegung des Blutflusses durch ein verschlossenes Poplitealaneurysma ist immer eine chirurgische Therapie indiziert. Dabei wird in einer Operation unter Vollnarkose der Blutfluss zum Unterschenkel wiederhergestellt, indem die Unterschenkelgefäße mit einem Katheter von den Gerinnseln befreit werden und/oder Medikamente in die Arterien gespritzt werden, die Blutgerinnsel auflösen sollen (lokale Lyse). Dies gelingt nur bei frischen Thrombosen, alte Verschlüsse können meist nicht wieder eröffnet werden. Außerdem wird das Aneurysma in der Operation vom Blutstrom abgetrennt und mit einem Bypass umgangen (siehe Abbildung auf Seite 72). Idealerweise besteht dieser Bypass aus körpereigener Vene, es kann aber auch ein Kunststoffbypass implantiert werden. Für die Operation sind mehrere Schnitte am Bein notwendig und es muss mit einem mehrwöchigen Krankenhausaufenthalt gerechnet werden. Das Ausmaß von bleibenden Schäden am Bein lässt sich erst Tage bzw. Wochen nach der OP erkennen, oft sind noch Folgeoperationen oder Interventionen über Katheter notwendig.

Um nicht in eine unvorhersehbare Akutsituation zu kommen, sollte ein Poplitealaneurysma daher rechtzeitig behandelt werden. Die Diagnose wird mittels Tasten und dem Ultraschall gestellt. Sollte ein Poplitealaneurysma diagnostiziert werden, wird meist noch eine Computertomografie durchgeführt, um mögliche Gerinnselablagerungen und die gesamte Ausdehnung sowie die Unterschenkelgefäße genau beurteilen zu können. Von diesen Faktoren hängt auch ab, ob, wann und welche Therapie notwendig ist. Generell kann man sagen, dass die Behandlung von bisher asymptomatischen Aneurysmen ab einem Durchmesser von > 2 cm und einem Gerinnselsaum im Aneurysmasack angezeigt ist. Wenn bereits Teile der Unterschenkelarterien durch Embolien verlegt wurden, ist die Operation auch bei kleineren Aneurysmen angezeigt. Wie bei allen Operationen, so hängt die Entscheidung aber auch vom Gesamtzustand des Patienten ab und wird daher individuell mit dem behandelnden Arzt besprochen. Kleinere Aneurysmen werden regelmäßig mittels Ultraschall kontrolliert.

Welche Behandlungsoptionen gibt es?

Auch bei dem Poplitealaneurysma gibt es offen chirurgische Optionen und endovaskuläre (innerhalb des Gefäßes) mittels Stent.

Bei der **offenen Operation** wird entweder ein Schnitt über der Kniekehle in Bauchlage des Patienten durchgeführt, oder der Zugang wird an der Innenseite ober- und unterhalb des Knies gewählt. Die Zugangsart hängt von Durchmesser und Länge des Aneurysmas, der Anatomie des Patienten und seinen sonstigen Erkrankungen ab. Sollte das Aneurysma bisher keine Druckkomplikationen auf die Umgebung verursacht haben, ist eine Entfernung des Aneurysmasackes nicht zwingend notwendig und es reicht, das Aneurysma mittels Abbinden und Absetzen vom Blutstrom auszuschalten. In seltenen Fällen ist ein Poplitealaneurysma so groß, dass es teilweise oder ganz entfernt werden muss, um den Druck von der Umgebung zu nehmen. In jedem Fall muss der ausgeschaltete Anteil durch einen neuen Blutpfad ersetzt werden. Handelt es sich um eine längere Strecke, so wird dies mittels Bypass durchgeführt. Bei sehr kurzen Aneurysmen kann auch ein sogenanntes „Interponat", ein kurzes Zwischenstück, als neuer Blutpfad ausreichen.

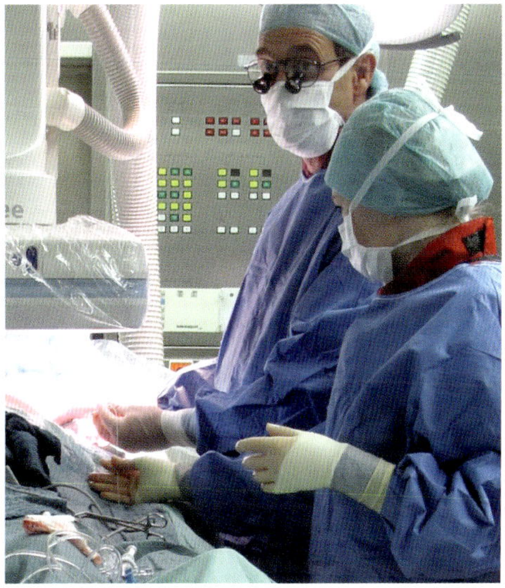

Eine körpereigene Vene erweist sich als beste Bypasslösung. Daher wird vor einer geplanten Operation ein ausführlicher Ultraschall der Bein- und Armvenen durchgeführt. Wie bei einer Herz-Bypass-Operation werden nur Venen verwendet, deren Verlust durch andere kompensiert werden kann. In der Regel wird die Vena saphena magna (oberflächliche, große Stammvene am Bein) verwendet. Sollte sie beidseits ungeeignet oder bereits entfernt sein, können auch andere Venen genutzt werden.

Wenn kein geeignetes Venenmaterial vorhanden sein sollte oder der Eingriff sehr kurz gehalten werden muss – wie etwa bei Patienten mit schweren Nebenerkrankungen –, werden auch Kunststoffprothesen eingesetzt. Sie zeigen allerdings etwas schlechtere Ergebnisse im Langzeitverlauf, was die Offenheit des Bypasses angeht, und haben ein etwas höheres Risiko für Protheseninfektionen. Nach Ausschalten des Aneurysmas wird der Bypass nun an einen gesunden Teil der Arterie ober- und unterhalb des Aneurysmas (ober- und unterhalb des Knies) mittels feiner Fäden angenäht und der Blutstrom kann über den neuen Blutpfad wieder freigegeben werden (siehe Abbildung auf Seite 72). Am Unterschenkel muss diese Anschlussstelle (Anastomose) manchmal auf eines der feinen Unterschenkelgefäße angesetzt werden, wenn die Arteria poplitea bis

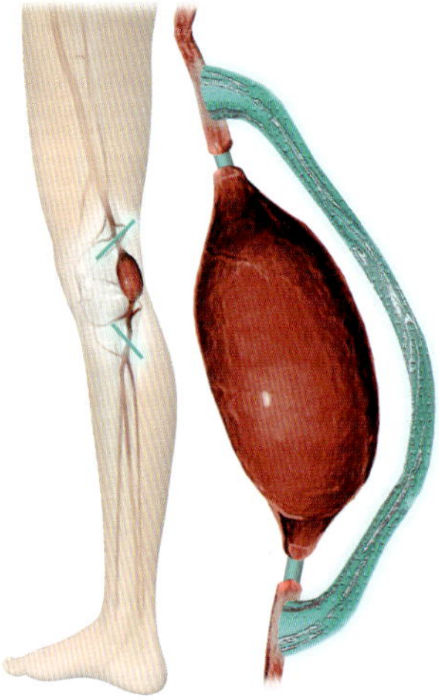

Bypass bei Poplitealaneurysma

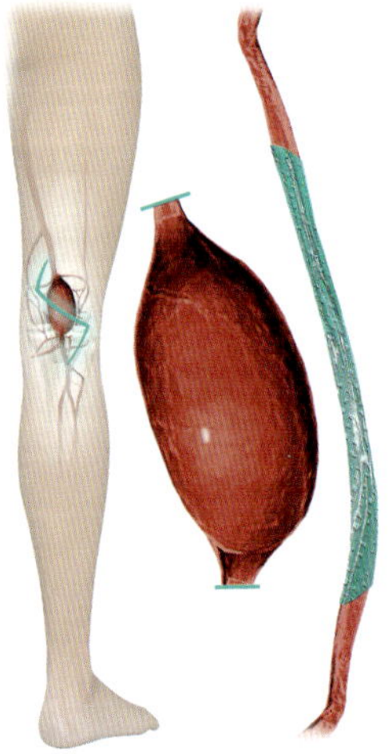

Interponat

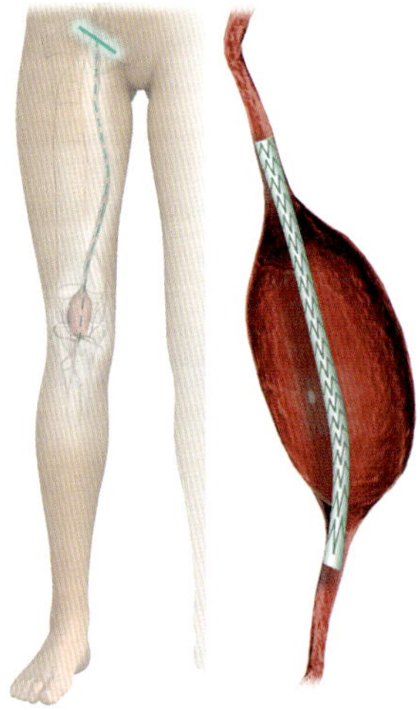

Ausschaltung mittels Stent

hin zur Aufzweigung erkrankt war. Wie lang der Bypass im Einzelnen wird, wie viele Schnitte für die OP benötigt werden und welches Material verwendet werden kann, ist sehr individuell und wird im Vorfeld zwischen Arzt und Patient genau besprochen.

Schwerwiegende Komplikationen, die zum Verlust des Beines führen könnten, sind bei einer geplanten Operation sehr selten. Dennoch sollte jeder Patient im Hinterkopf behalten, dass es sich bei den Gefäßen unterhalb des Knies um sehr feine Arterien handelt und Risiken wie Verletzung oder Verschluss der Gefäße mit folgender Minderdurchblutung nicht ausgeschlossen sind. Um zu verhindern, dass es zur Bildung von Blutgerinnseln in den feinen Abschnitten kommt, wird während der Operation auch ein gerinnungshemmendes Medikament (Heparin) verabreicht. Nach einer Bypassoperation mittels Vene, die auf den Unterschenkel angeschlossen wurde, ist eine dauerhafte Blutverdünnung (hauptsächlich kommt Phenprocoumon/Marcumar zum Einsatz) unerlässlich, um einen Verschluss des Bypasses zu verhindern.

Außerdem verlaufen neben der Kniekehlenarterie wichtige Strukturen wie Venen und Nerven. Bei der Aneurysmafreilegung und gegebenenfalls -entfernung kann es zur Irritation oder Verletzung dieser Strukturen kommen, was mit Blutungen oder bleibenden Nervenschäden am Bein einhergehen kann. Auch die Lymphgefäße können bei dieser Operation nicht immer ausreichend geschont werden, sodass mit Schwellungen des Beines und Lymphabflussstörungen gerechnet werden muss. Das individuelle Operationsrisiko wird im Vorhinein besprochen und viele Komplikationen lassen sich postoperativ in der Klinik gut behandeln und sind vorübergehend.

Die **endovaskuläre Methode** kann unter bestimmten Voraussetzungen auch angewandt werden. Dabei wird der aneurysmatische Anteil mit einem ummantelten Stent von innen vom Blutstrom ausgeschaltet. Der Stent dichtet ober- und unterhalb des Aneurysmas in der gesunden Arterie ab. Hierzu werden besonders flexible Stents eingesetzt, die der ständigen Bewegung im Kniegelenk standhalten können. Die Methode ist weitaus weniger eingreifend für den Patienten und kann über eine Punktion oder einen kleinen Schnitt am Oberschenkel durchgeführt werden. Der Stent wird über einen unter Röntgenkontrolle eingebrachten Draht und eine Einführschleuse in das Gefäß geführt und an richtiger Stelle entfaltet (siehe Abbildung auf Seite 74). Meist bleibt nur eine kleine Narbe. Risiken wie Beinschwellung und Wundheilungsstörungen sind sehr viel seltener als bei der Bypassoperation und die Krankenhausaufenthaltsdauer ist kürzer. Allerdings müssen auch nach dem Stent dauerhaft Blutverdünner eingenommen werden.

Die Stentvariante eignet sich für Patienten mit dafür günstiger Anatomie, wenn kein Venenmaterial vorhanden ist oder der Patient schwere Nebenerkrankungen hat, die eine mehrstündige Operation nicht zulassen würden. Bezüglich der anatomischen Voraussetzungen sollten mindestens zwei der drei Unterschenkelgefäße noch offen sein und unterhalb des Aneurysmas muss eine ausreichende „Landezone“ von mindestens 15 mm in einem gesunden Stück der Kniekehlenarterie bestehen.

Sowohl nach einer Bypassoperation als auch nach einem Stent sind regelmäßige Kontrollen notwendig. Dabei wird schmerzfrei die Durchblutung am Bein gemessen (Dopplerindex) und ein Ultraschall gemacht. Das frühzeitige Erkennen von möglichen Problemen wie Engstellen oder Aussackungen an den Bypassanschlussstellen oder Ablagerungen innerhalb des Stents ist wichtig, um schwerwiegende Komplikationen zu verhindern. Nehmen Sie daher die vereinbarten Kontrolltermine gewissenhaft wahr und die verordneten Medikamente regelmäßig ein.

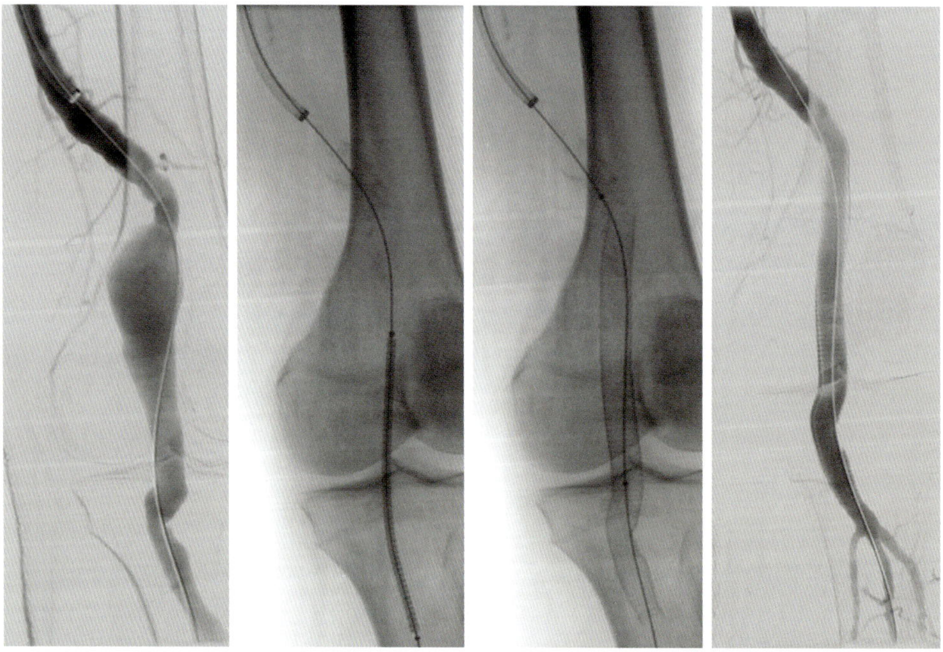

Poplitealaneurysma – Ausschaltung mittels Stent

SYMPTOME UND VERHALTEN BEI POPLITEALANEURYSMA

ERSTE MÖGLICHE SYMPTOME:

- pulsierende Schwellung im Bereich der Kniekehle,
- Schwellung des Unterschenkels,
- krampfartige Schmerzen im Unterschenkel beim Gehen (Claudicatio),
- lokaler Druckschmerz,
- Sensibilitätsstörungen am Fuß oder Unterschenkel.

→ zeitnah einen Termin bei einem Gefäßspezialisten ausmachen

AKUTE SYMPTOME:

- starke Schmerzen im Fuß/Unterschenkel,
- Bewegungseinschränkung oder -ausfall,
- nicht mehr gehen können,
- kein Gefühl im Fuß/Unterschenkel,
- kalte, blassbläulich verfärbte Haut.

→ Rettung rufen/Notaufnahme aufsuchen

Beckenarterienaneurysma – Iliakalaneurysma

Die Aorta teilt sich etwa auf Höhe des vierten Lendenwirbelkörpers in die beiden Beckenarterien auf. Rechts und links teilt sich die Beckenarterie (Arteria iliaca communis) dann nochmals in einen äußeren und einen inneren Ast auf. Der äußere Ast versorgt das Bein und der innere die Gesäßmuskulatur und Teile der Beckenorgane.

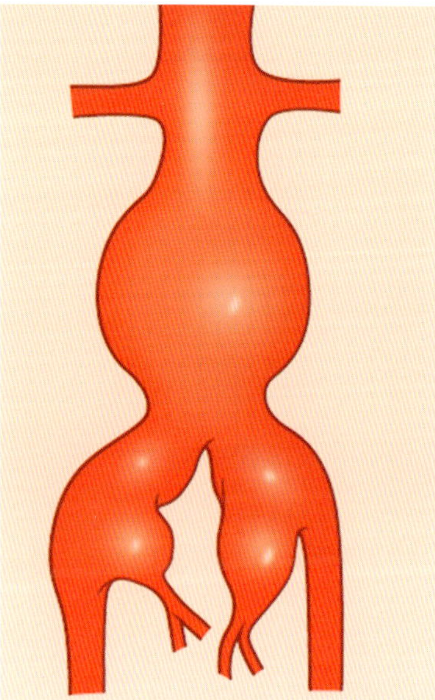

Kombiniertes aorto-iliakales Aneurysma

Isolierte Aneurysmen der Beckengefäße sind sehr selten, aber ca. 25 % der Patienten mit einem Aortenaneurysma weisen auch krankhafte Erweiterungen der Beckengefäße auf. Dabei ist der Hauptstamm, die A. iliaca communis, mit 70 bis 90 % am häufigsten betroffen, gefolgt von der inneren Beckenarterie, die 10 bis 30 % der Iliakalaneurysmen ausmacht. Die zum Bein führende Beckenarterie ist nur äußert selten von einem Aneurysma betroffen.

Auch die Iliakalaneurysmen sind überwiegend arteriosklerotisch bedingt und weisen die gleichen Risikofaktoren für die Entstehung auf wie ein Aortenaneurysma. Der Altersgipfel liegt zwischen 65 und 75 Jahren, es sind überwiegend Männer und in 50 % der Fälle beide Seiten betroffen. Leider bleiben ca. 90 % der Iliakalaneurysmen von den Betroffenen unbemerkt und werden erst in der Akutsituation festgestellt, also wenn sie platzen. Es gibt jedoch einige Symptome, die ein großes Iliakalaneurysma durch Druck auf die Umgebungsstrukturen verursachen kann: Schmerzen im Unterbauch, Kompression des Harnleiters und evtl. Blut im Urin, Auftreten einer Beckenvenenthrombose oder neurologische Probleme durch Druck auf die Nerven.

Die meisten Aorten- und Iliakalaneurysmen, die bisher keine Symptome verursacht haben, werden im Rahmen von Ultraschalluntersuchungen, Computertomografien oder Magnetresonanztomografien aufgrund anderer Probleme gefunden. Zum Beispiel im Rahmen der Abklärung von Rücken- oder Bauchschmerzen, Problemen mit der Blase oder der Prostata. Betroffene sollten mit den entsprechenden Befunden einen Gefäßspezialisten aufsuchen. Im Rahmen einer körperlichen Untersuchung (Abtasten des Bauch-/Beckenbereichs, Pulstasten) sowie mit dem Ultraschall und gegebenenfalls einer neuen Computertomografie-Angiografie wird dann das Ausmaß beurteilt und das weitere Vorgehen besprochen.

Auch beim Iliakalaneurysma ist die Indikation für eine operative Sanierung individuell und in Zusammenschau des Gesundheitszustandes sowie möglicher anderer Erkrankungen am Gefäßsystem zu sehen. Bei der A. iliaca communis wird die Indikation zur Operation ab einem Durchmesser von etwa 3 cm gestellt oder wenn bereits Komplikationen, wie etwa Embolien, aufgetreten sind. Wenn eine Kombination mit einem Aortenaneurysma vorliegt, werden meist auch kleinere Aneurysmen der Beckengefäße mitbehandelt, um die Prothesen entweder offen chirurgisch oder endovaskulär in einem gesunden Bereich anschließen zu können. In der Abbildung rechts ist die endovaskuläre Ausschaltung eines beidseitigen Iliakalaneurysmas mittels Stents dargestellt. Die Aufzweigungsstelle der Beckenarterie kann mit einem speziellen Stentgraft, der über einen kleinen Ast verfügt („Iliac side branches" genannt), auch endovaskulär versorgt werden, wie in der Abbildung dargestellt.

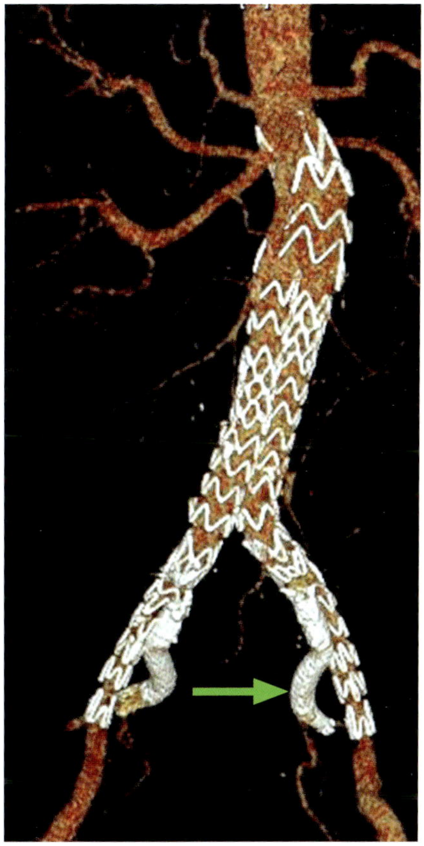
Iliac side branches

Die offen chirurgische Ausschaltung eines Iliakalaneurysmas erfolgt meist über einen seitlichen oder mittigen Bauchschnitt. Der erweiterte Anteil des Gefäßes wird vom Blutstrom ausgeschlossen und durch eine Prothese ersetzt. Da die offen chirurgische Variante mit möglichen Komplikationen wie Blutungen, Verletzung von Venen und Nerven verbunden ist, wird die endovaskuläre Therapie heutzutage meist bevorzugt. Der Patient hat ein weitaus kleineres OP-Trauma und erholt sich in aller Regel schneller vom Eingriff. Allerdings muss auch hier erwähnt werden, dass die Nachteile der minimal-invasiven Therapie in den regelmäßigen strahlen- und kontrastmittelbelastenden Nachuntersuchungen sowie den häufigeren Folgeoperationen liegen. Bei jüngeren Patienten mit ansonsten gutem Allgemeinzustand hat die offene Therapie mit ihrer längeren Haltbarkeit und kaum belastenden Nachuntersuchungen daher nach wie vor einen wichtigen Stellenwert.

Aneurysmen der Organarterien

Eine lokale Erweiterung der Organarterien, auch Viszeralarterien genannt, ist sehr selten. In ca. 22 % der Fälle werden diese Aneurysmen erst im Notfall entdeckt, da sie von den Betroffenen meist unbemerkt bleiben und keine Symptome verursachen. Am häufigsten findet sich ein Aneurysma der Milzarterie mit ca. 60 % aller Viszeralarterienaneurysmen, gefolgt von der Leberarterie mit 20 % (A. hepatica) und der Darmarterie mit 5,5 % (A. mesenterica superior). Die anderen Organarterien sind noch seltener betroffen.

Die Ursachen für diese Aneurysmen sind sehr unterschiedlich. So können sie bei Fibromuskulärer Dysplasie auftreten, nach mehreren Schwangerschaften, bei chronischen Entzündungen im Bauchraum (z.B. chronische Bauchspeicheldrüsenentzündung), durch Bindegewebserkrankungen, Leberzirrhose, bei intravenösem Drogengebrauch oder nach einem äußeren Trauma entstehen. Eine starre Therapieempfehlung für diese Aneurysmen gibt es nicht. Da eine akute Therapie bei einer Ruptur (Platzen) jedoch schwierig sein kann und mit einer erhöhten Sterblichkeit einhergeht, sollten Aneurysmen ab 2 cm Durchmesser oder vor einer geplanten Schwangerschaft behandelt werden. Auch die 2-cm-Grenze ist individuell zu beurteilen, indem der Durchmesser des gesunden Gefäßabschnittes vor und nach dem Aneurysma verglichen wird.

Als Behandlungsoptionen kommen die endovaskuläre Therapie über eine arterielle Punktion und Katheter oder eine offen chirurgische Therapie über einen Bauchschnitt in Frage. Welche Therapie gewählt wird, hängt von der Anatomie des Aneurysmas, der Lage und dem Allgemeinzustand des Patienten ab. Daher wird die Therapie immer individuell mit den Betroffenen besprochen.

Aneurysmen im Bereich der Hals- und Armgefäße

Aneurysmen der Carotis interna im Halsbereich sind äußerst selten. Etwa 0,1 bis 2 % aller Karotisoperationen werden aufgrund eines Aneurysmas durchgeführt. Dabei ist ein echtes Aneurysma, welches meist auf dem Boden einer Arteriosklerose entsteht, noch seltener als Aneurysmen im Nahtbereich nach vorangegangener Karotisoperation. Andere Ursachen sind traumatische Verletzungen im Halsbereich, die auch über einen längeren Zeitraum nach dem Trauma zu einem Karotisaneurysma führen können, oder Erkrankungen, wie die Fibromuskuläre Dysplasie. Dabei handelt es sich um eine entzündliche Erkrankung der Gefäßwand, die gehäuft bei jungen Frauen auftritt und deren Ursache nicht hinreichend geklärt ist.

Wie äußert sich nun ein Aneurysma der Karotis? In manchen Fällen spüren die Betroffenen eine pulsierende Schwellung am Hals. Außerdem kann es durch den Druck des Aneurysmas auf umgebende Strukturen zu Nervenläsionen kommen, die Lähmungen im Gesichtsbereich oder motorische Sprachstörungen hervorrufen. Auch Schluckbeschwerden können ein Symptom sein. Ein Aneurysma kann mittels Ultraschall in den meisten Fällen gut dargestellt werden. Zur Operationsplanung wird dann noch eine CT angefertigt, um das Ausmaß erkennen und das weitere Vorgehen planen zu können.

Ein Aneurysma der Karotis sollte in jedem Fall chirurgisch therapiert werden, da es die Gefahr in sich birgt, kleine Blutgerinnsel zu bilden, die dann mit dem Blutstrom ins Gehirn wandern und einen Schlaganfall verursachen können. Bei der Operation wird das Aneurysma über einen Schnitt am Hals zunächst vorsichtig freigelegt, die Arterien werden abgeklemmt, dann wird der erkrankte Abschnitt entfernt und die Karotis meist mittels einer Gefäßprothese wieder rekonstruiert.

Noch seltener finden sich Aneurysmen der Schlüsselbeinarterie (Arteria subclavia) oder der Armarterien. Sie entstehen ebenfalls meist auf dem Boden einer Arteriosklerose oder aufgrund von Engstellen zwischen der ersten Rippe und dem Schlüsselbein. Durch ständige mechani-

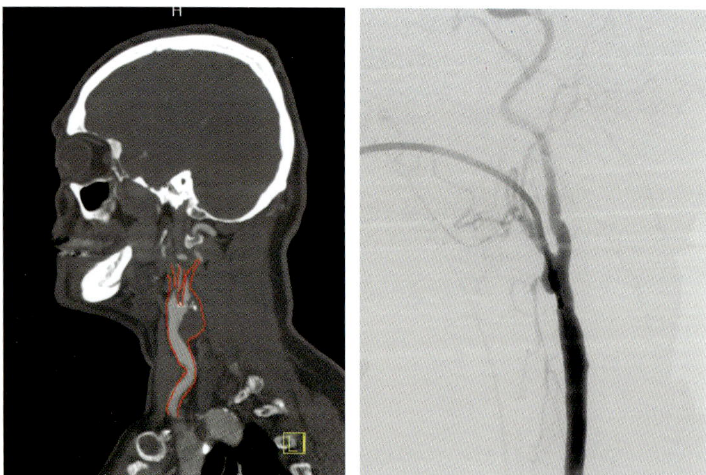

Karotisaneurysma präoperativ (links) und nach Interponat (rechts)

sche Beanspruchung und erhöhten Druck in diesem Bereich kann es zum Aneurysma kommen. Auch diverse genetische Erkrankungen können in seltenen Fällen mit Aneurysmen der A. subclavia oder Armarterien einhergehen. Aufgrund des Risikos einer Ruptur, eines Schlaganfalls oder einer Gerinnselembolie bis in die Finger besteht Konsens, dass auch diese Aneurysmen ausgeschaltet werden müssen. Eine offen chirurgische Ausschaltung geht im Bereich der Subclavia oftmals mit einem größeren und riskanten OP-Trauma einher, sodass heutzutage oft ein endovaskuläres Ausschalten mittels Stent in Frage kommt. Hierzu gibt es etliche Fallberichte, die positive Ergebnisse zeigen.

DIE PERIPHERE ARTERIELLE VERSCHLUSSKRANKHEIT (PAVK)

Bei dieser Erkrankung handelt es sich um eine Einschränkung der Durchblutung der beinversorgenden Arterien und selten auch der Aorta und Armgefäße. Sie wird durch Engstellen (Stenosen) hervorgerufen und kann bis zum Verschluss eines Gefäßes führen. Im Volksmund wird die Erkrankung im Anfangsstadium auch Schaufensterkrankheit genannt. Betroffene leiden unter krampfartigen Schmerzen in den Waden beim Gehen (sogenannte „Claudicatio intermittens“) und müssen immer wieder stehenbleiben. Ein Schaufenster eignet sich besonders gut, um unauffällig eine kurze Pause zu machen, bis die Schmerzen wieder nachlassen und ein Weitergehen möglich ist. In den fortgeschrittenen Stadien kann die pAVK bis zum Untergang von Gewebe führen, was im äußersten Fall mit dem Verlust eines Beines einhergehen kann (typisch ist das sogenannte „Raucherbein“).

Wie entsteht eine pAVK und was sind die Risiken?

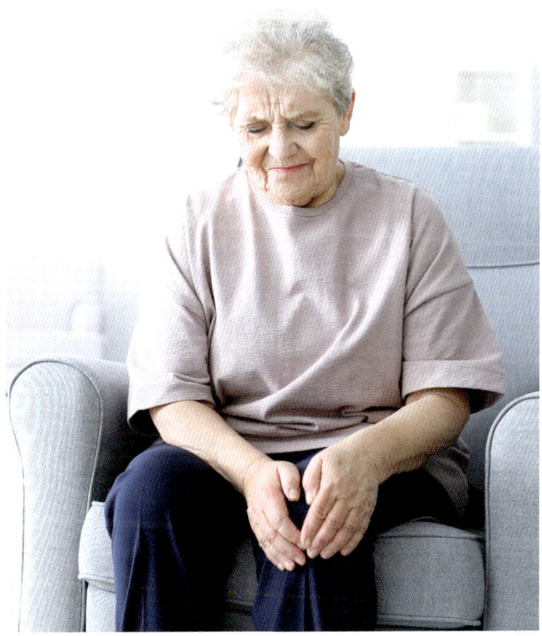

Die pAVK ist in über 95 % der Fälle durch Arteriosklerose verursacht und gehört damit zu den häufigsten Erkrankungen der heutigen Zeit. Die Grunderkrankung Arteriosklerose führt an unterschiedlichen Regionen im Körper zu Problemen und ist für den Großteil der Herzinfarkte, Schlaganfälle und eben für die pAVK verantwortlich. Im ersten

Kapitel dieses Buches wurden die Mechanismen der Arteriosklerose bereits genau erklärt. Es kommt zur Ablagerung von sogenannten Plaques, die ein Gefäß allmählich einengen, die Durchblutung immer mehr einschränken und bis hin zum Verschluss des Gefäßes führen können. Da es sich um einen schleichenden Prozess handelt, der nur verlangsamt, aber nicht geheilt werden kann, spricht man auch von einer „chronischen" pAVK. Die Becken- und Beingefäße sind davon am häufigsten betroffen, was zu einer Minderdurchblutung in den Beinen führt und in der schwersten Form zum Untergang von Gewebe mit drohender Amputation. Außer der Arteriosklerose gibt es auch noch seltene Ursachen für eine Verschlusskrankheit, wie Entzündungen, äußerliche Traumen oder genetische Faktoren.

KLINISCHE STADIENEINTEILUNG (NACH FONTAINE) DER PAVK

STADIUM	SYMPTOME
I	Noch keine Symptome, aber in der Diagnostik ersichtliche Einengungen der Gefäße
IIa	Schmerzfreie Gehstrecke > 200 m
IIb	Schmerzfreie Gehstrecke < 200 m
III	Ruheschmerzen (ohne zu Gehen)
IV	Gewebeuntergang, nicht abheilende Wunden

Studien haben ergeben, dass ca. 3 bis 10 % der Erwachsenen eine pAVK haben, wobei das Auftreten mit dem Alter deutlich ansteigt und bei über 70-Jährigen bis zu 20 % betragen kann. Die ersten Anzeichen sind meist Krämpfe in der Gesäß-, Oberschenkel- oder Unterschenkelmuskulatur, die bei Anstrengung wie beim Gehen oder Treppensteigen auftreten und nach einer Ruhepause wieder nachlassen. Bei fortschreitender Erkrankung wird die schmerzfreie Gehstrecke immer kürzer, bis auch Empfindungsstörungen und Einschränkung der Zehen- und Fußbeweglichkeit hinzukommen können. Außerdem kann es zu nächtlichen Ruheschmerzen in den Füßen und schließlich zum Gewebeuntergang oder nicht abheilenden Wunden kommen.

Um ein rasches Voranschreiten einer pAVK zu verhindern und eventuelle Symptome wieder zu verbessern, ist ein frühzeitiges Handeln sehr wichtig. Oft wird die Erkrankung von den Patienten selbst, aber auch von Ärzten unterschätzt. Bei einer bekannten pAVK müssen auch die anderen arterioskleroseanfälligen Körperregionen (Halsschlagader, Herzkranzgefäße) untersucht und gegebenenfalls behandelt werden. Es ist daher sehr wichtig, eine umfassende Untersuchung beim Internisten und Gefäßspezialisten durchführen zu lassen.

Welche Untersuchungen sind bei Verdacht auf eine pAVK sinnvoll?

Wenn Sie eines der oben genannten Symptome einer pAVK haben, sollten Sie zunächst Ihren Hausarzt darüber informieren. Um festzustellen, ob die Durchblutung an den Beinen eingeschränkt ist, reicht zunächst das Abtasten der Pulse. Man kann die Pulse in der Leiste, der Kniekehle und an den Füßen normalerweise gut tasten. Sind jedoch Engstellen vorhanden, kann es sein, dass ein Puls abgeschwächt oder gar nicht vorhanden ist. Bestehen Zweifel, wird als nächstes eine Doppleruntersuchung gemacht. Dabei wird mit einer speziellen Ultraschallstiftsonde der Blutfluss in den Fußgefäßen gemessen, in ein akustisches Geräusch umgewandelt und damit hörbar gemacht. Mit Hilfe dieses Dopplergeräts kann auch der sogenannte **Knöchel-Arm-Index** gemessen werden (ABI = Ankle-Brachial-Index). Dabei wird eine Blutdruckmanschette um den Unterschenkel gelegt und so lange aufgepumpt, bis das Blutflussgeräusch erlischt. Beim langsamen Abblassen der Manschette wird das Signal bei einem bestimmten Druck wieder hörbar werden. Dieser Druck ist derjenige, den es braucht, um das Gefäß von außen zu komprimieren/verschließen. Dieser Druck wird dann in Relation zum systolischen Blutdruck am Arm auf derselben Seite gesetzt. Bei einem gesunden Menschen sind diese beiden Drücke ungefähr gleich, der Quotient aus Verschlussdruck am Fuß zu Blutdruck am Arm liegt also bei ungefähr 1,0.

ABI-KATEGORIEN NACH DER DEUTSCHEN LEITLINIE FÜR PAVK

ABI-WERT	SCHWEREGRAD DER PAVK
> 1,3	Falsch hoher Wert (Verdacht auf Mediasklerose)
> 0,9	Normalbefund
0,75–0,9	Leichte pAVK
0,5–0,75	Mittelschwere pAVK
< 0,5	Schwere pAVK/kritische Minderdurchblutung

Bei einer vorliegenden pAVK ist der ABI < 0,9 und ab einem ABI von 0,5 spricht man von einer kritischen Minderdurchblutung. In manchen Fällen ist die mittlere Schicht der Arterien auch über den gesamten

Verlauf des Gefäßes am Unterschenkel versteift bzw. verkalkt und kann nicht mehr komprimiert werden. Man spricht in diesem Fall von einer „Mediasklerose" des Gefäßes. Hierdurch kann es auch zu einem deutlich erhöhten ABI von > 1,3 kommen, was ebenfalls pathologisch ist. Die ABI-Messung ist völlig schmerzfrei, schnell und kann auch an automatisierten Geräten durchgeführt werden.

Sollte ein pathologischer ABI an einem Bein gemessen werden, ist die Vorstellung bei einem Gefäßspezialisten sinnvoll.

Ihre Beine werden dann nochmals auf Zeichen einer pAVK untersucht. Dazu gehören zum Beispiel kühle, blasse Zehen, verminderte Sensibilität der Zehen oder Füße, verdickte Nägel, wenig oder kein Haarwachstum, dünne Haut und ein Blasswerden bei Hochlagerung der Füße. Diese Zeichen können, müssen aber noch nicht vorhanden sein. Zusätzlich zur ABI-Messung kann zur Ermittlung der schmerzfreien Gehstrecke eine Laufbandmessung durchgeführt werden. Hierbei geht der Patient mit einer standardisierten Geschwindigkeit und Steigung auf dem Laufband, bis die Schmerzen einsetzen. Die Gehstrecke kann so objektiv gemessen werden.

Als nächste Untersuchungsmethode wird in der Regel eine Ultraschalluntersuchung der Becken-Bein-Gefäße durchgeführt. Dabei können Blutflusseinschränkungen, Plaqueablagerungen, Stenosen oder Verschlüsse eingesehen werden. Bei den großen Gefäßen ist dies meist gut möglich, am Unterschenkel ist die Beurteilung der feinen Gefäße manchmal schwierig.

Daher wird bei Verdacht auf eine relevante pAVK meist eine weitere Untersuchung mittels Angiografie durchgeführt. Bei einer Angiografie wird der Gefäßbaum unter Gabe von Kontrastmittel sichtbar gemacht. Dies kann mittels CT oder MRT geschehen, oder das Kontrastmittel wird im Rahmen einer Punktion direkt in eine Leistenarterie injiziert (blutige Angiografie). Bei den Beinarterien ist die „blutige Angiografie“ auch mittels Gabe von CO_2 statt Kontrastmittel möglich. Die größeren Gefäßabschnitte der Beine können damit gut beurteilt werden, die Unterschenkelgefäße in der Regel schlechter. Die Untersuchung eignet sich jedoch für Patienten mit Niereninsuffizienz, die kein Röntgenkontrastmittel aufgrund der Nierenschädlichkeit erhalten dürfen.

In der Praxis hat sich aufgrund der guten Bildqualität und Schnelligkeit der Untersuchung die CT-Angiografie bewährt. Die Vor- und Nachteile zwischen CT, MRT und blutiger Angiografie wurden bereits im zweiten Kapitel dieses Buches ausführlich erklärt und gelten auch für den Becken-Bein-Abschnitt.

In der nachfolgenden Abbildung sind die Becken-Bein-Gefäße durch die drei verschiedenen Methoden dargestellt.

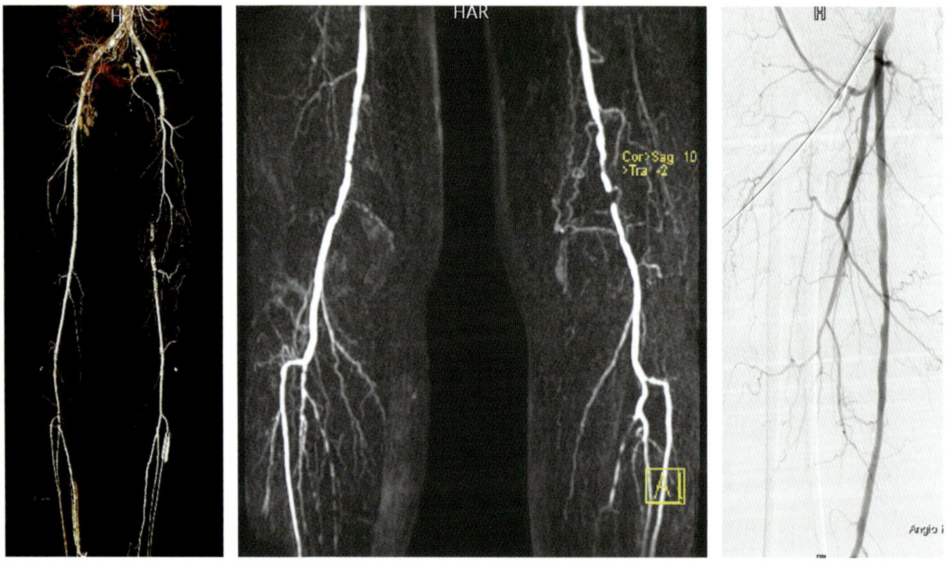

Becken-Bein-Gefäße –
dargestellt durch eine CTA (links), MRA (Mitte) und eine konventionelle Angiografie (rechts)

UNTERSUCHUNGEN BEI PAVK

- Körperliche Untersuchung mit Pulstasten,
- ABI- und Laufbandmessung,
- Gefäßultraschall,
- Computertomografie/Magnetresonanztomografie/konventionelle Angiografie
- interne Untersuchung: Blutdruck, Blutzucker, Blutfette, Herz, Lunge, Halsschlagadern.

Was können Sie selbst gegen die pAVK tun?

Gefäßtraining

Bei pAVK-bedingten Gehbeschwerden, der Claudicatio intermittens, können Sie eine ganze Menge zur Verbesserung der Erkrankung beitragen. Ein wichtiger Grundbaustein der konservativen Therapie ist das strukturierte Gefäßtraining. Was bedeutet das? Der Körper hat bis ins hohe Alter die Fähigkeit, neue Blutgefäße entstehen zu lassen bzw. kleine vorhandene Blutgefäße dem Bedarf angepasst zu vergrößern. Damit dieser Mechanismus in Gang gesetzt wird, braucht der Körper jedoch Signale, die ihm zeigen, dass in einem bestimmten Areal mehr Blut, Sauerstoff und Nährstoffe benötigt werden. Wenn nun Engstellen der großen Beingefäße bestehen, kann der Blutfluss in Ruhe ausreichen, um die Beine zu versorgen. Erst wenn eine Belastung durch längeres Gehen oder Treppensteigen hinzukommt, reicht die Durchblutung nicht mehr aus und es kommt zu Schmerzen. An diesem Punkt ist also der Bedarf an sauerstoffreichem Blut in der Beinmuskulatur höher als das,

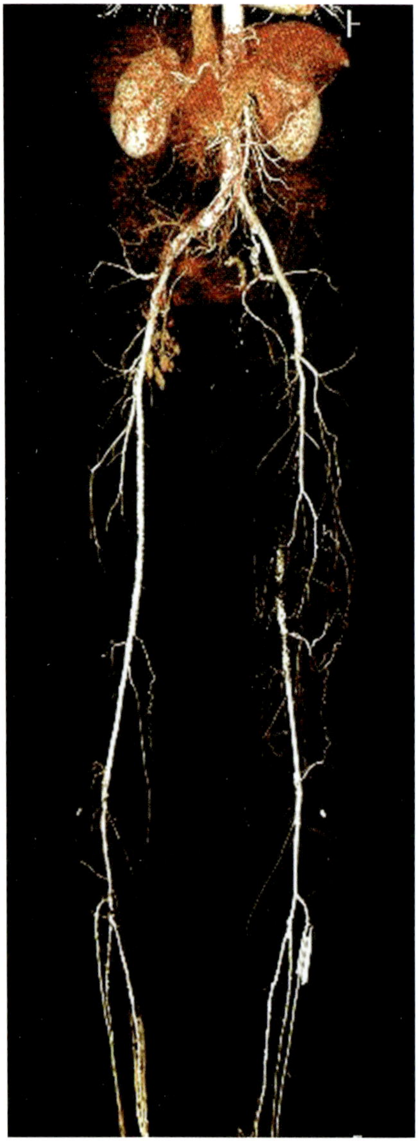

Oberschenkelarterienverschluss mit Umgehungskreislauf über die A. profunda femoris

was durch die eingeengten Gefäße fließen kann. Der Körper erhält das Signal einer Minderversorgung und kann nun die Gefäßneubildung anregen. Beim strukturierten Gefäßtraining ist genau dieser Effekt das Ziel. In Studien konnte gezeigt werden, dass sich die schmerzfreie Gehstrecke dadurch innerhalb weniger Monate deutlich verlängert. Außerdem können diese Gefäßneubildungen als Umgehung von Engstellen und Verschlüssen auch auf Angiografiebildern sichtbar sein (siehe Abbildung links), der Knöchel-Arm-Index kann sich deutlich verbessern und eine notwendige Gefäßoperation kann sogar verzögert oder verhindert werden!

Um einen guten Effekt zu erzielen, sollte das Gefäßtraining in Form von Gehen jedoch dreimal wöchentlich in Einheiten von 30 bis 60 Minuten und über einen Zeitraum von mindestens drei Monaten durchgeführt werden. Dabei funktioniert das Training besser in angeleiteten Gruppen, sogenannten Gefäßsportgruppen. Kontaktadressen können Sie über den Hausarzt, die Krankenkasse oder Physiotherapeuten erhalten. Um auch zu Hause einen anregenden Effekt zu erzielen, kann das Training zusätzlich in Form von Zehenständen erfolgen (siehe Infobox rechts).

Bei Patienten mit einer Gehstrecke von unter 200 m, wenn die Lebensqualität deutlich eingeschränkt ist oder ein Gehtraining nicht durchgeführt werden kann, ist die zusätzliche Gabe von Medikamenten möglich. Es handelt sich dabei um Substanzen, die eine leichte Blutverdünnung hervorrufen und einen gefäßerweiternden Effekt haben. Die beiden hierfür empfohlenen Medikamente sind Cilostazol oder Naftidrofuryl. In Studien konnte eine Steigerung der effektiven Gehstrecke für beide Medikamente nachgewiesen werden.

ANLEITUNG GEFÄßTRAINING IM ZEHENSTAND

DURCHFÜHRUNG:

- Mit locker geschlossenen Beinen stehen.
- Maximales Anheben der Fersen und sofortiges Wiederabsetzen.
- Bestimmung der Übungszahl: Zählen Sie die Anzahl der Zehenstände, bis Wadenschmerzen einsetzen.
- Zweidrittel dieser Anzahl ist Ihr Ziel.
- Dreimal täglich üben.
- Jeweils drei Durchgänge mit einer bis zwei Minuten Pause dazwischen.

BEISPIEL:

Nach 30 Zehenständen haben Sie starke Wadenschmerzen, das heißt, Ihre Übungszahl sind 20 Zehenstände (Zweidrittel von 30 Stück). Eine Übungseinheit sieht wie folgt aus: 20 Zehenstände → eine bis zwei Minuten Pause → 20 Zehenstände → eine bis zwei Minuten Pause → 20 Zehenstände → Ende.

Die Übungsanzahl soll alle zehn bis vierzehn Tage überprüft und angepasst werden.

Nicht Rauchen

Was einfach klingt, ist in der Realität für viele Raucher ein großes Problem. Bereits im ersten Kapitel dieses Buches wurde die Rolle des Rauchens auf die Gefäße erklärt und es wurden Rauch-Stopp-Optionen beschrieben. Gerade bei der pAVK hat das Rauchen auf die Symptome in jedem Stadium starke Auswirkungen. Da jede Zigarette die Gefäße kurzfristig verengt, den Blutdruck steigen lässt und die weitere Ablagerung von Plaques fördert, schreitet damit auch die pAVK rascher voran. Auch die Beschwerden durch bereits verengte Gefäße können mit jeder Zigarette verstärkt werden. Sollte also eine pAVK festgestellt worden sein, ist das als letztes Alarmsignal zu verstehen, dringend mit dem Rauchen aufzuhören. Holen Sie sich hierzu Hilfe und nehmen Sie das Projekt „Rauchfrei“ ernst, denn es geht um Ihre eigene Mobilität und die Aufrechterhaltung Ihrer Selbständigkeit.

Medikamentöse Therapie bei pAVK

Das Wichtigste bei der pAVK ist die optimale Einstellung der Risikofaktoren für die Grunderkrankung Arteriosklerose. Der Verzicht auf Zigaretten steht dabei ganz oben. Außerdem sollten der Blutdruck, der Blutzucker (Diabetes) und die Blutfette ideal eingestellt sein. Dabei spielt die medikamentöse Therapie eine wichtige Rolle. Blutdrucksenker, Diabetesmedikamente und Fettsenker müssen in richtiger Dosierung und regelmäßig eingenommen werden, um eine optimale Einstellung zu gewährleisten. Daher ist es wichtig, dass pAVK-Patienten an einen Internisten angebunden sind, der dies regelmäßig überprüft und die Wirkung der Medikamente überwacht. Diabetes mellitus ist neben dem Rauchen der wichtigste Risikofaktor für das Fortschreiten einer pAVK. Diabetiker haben ein drei- bis vierfach höheres Risiko für eine pAVK als andere

Menschen und ein zweifach erhöhtes Risiko für Gehbeschwerden. Auch in fortgeschrittenen Stadien der pAVK mit Ruheschmerzen oder offenen Wunden haben die Diabetiker eine wesentlich schlechtere Prognose. Daher ist es von größter Wichtigkeit, dass der Blutzucker dauerhaft gut eingestellt ist. Der Ziel-HBA_{1c}-Wert (Marker im Blut, der die Qualität der Blutzuckereinstellung über die letzten zwei bis drei Monate anzeigt) sollte dabei zwischen 6,5 % und 7,5 % liegen, wobei die Einstellung immer individuell beurteilt werden muss.

Als Grundbausteine der medikamentösen Therapie bei der pAVK hat sich außerdem die Gabe von Thrombozytenaggregationshemmern (Abkürzung TAH, hemmt die Gerinnungsfähigkeit der Blutplättchen) und Fettsenkern (Statine) für alle Stadien der Erkrankung durchgesetzt. Das Risiko, auf lange Sicht eine schwerwiegende Komplikation durch die Arteriosklerose zu erleiden (Herzinfarkt, Schlaganfall, kritische Minderdurchblutung der Beine, Tod), wird durch die Gabe von beiden Medikamenten reduziert. Die Gabe von Fettsenkern hat auch bei Patienten, die im Labor keine erhöhten Blutfette aufwiesen, einen positiven Effekt auf die Vermeidung von Komplikationen durch Minderdurchblutung gezeigt. In einer zusammenfassenden Bewertung sämtlicher Studien

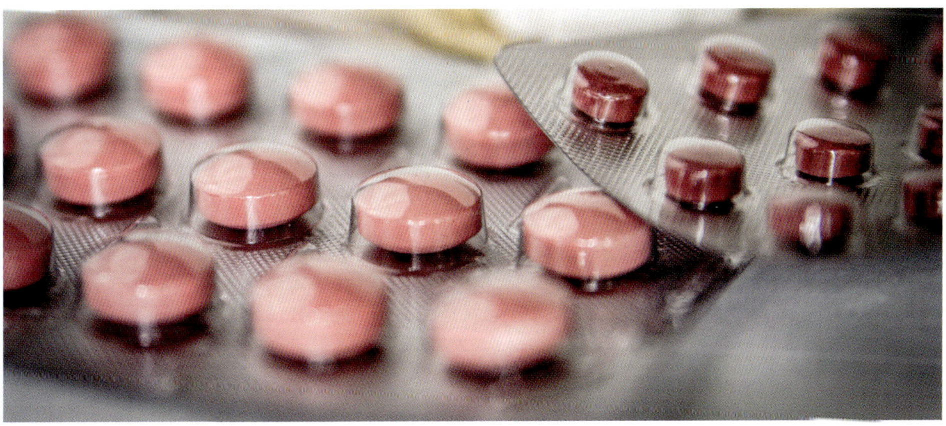

konnte für die Gabe von TAHs bei Patienten mit pAVK ebenfalls eine Reduktion dieses Risikos um 23 % gezeigt werden.

Da die meisten Patienten mit pAVK mehrere Manifestationen der Arteriosklerose und weitere Nebenerkrankungen aufweisen, ist die Gabe mehrerer Medikamente bei jedem Betroffenen an dessen Situation anzupassen. Vor allem die Gabe von Blutverdünnern kann dabei sehr komplex werden, weshalb an dieser Stelle keine generelle Aussage darüber getroffen werden kann. Besprechen Sie die Einnahme der Medikamente immer mit Ihrem Internisten und Gefäßspezialisten.

Chirurgische und endovaskuläre Therapieoptionen bei pAVK

Wann sollte invasiv behandelt werden?

Neben den konservativen Therapieoptionen gibt es eine ganze Reihe an chirurgischen und endovaskulären (kathetergestützte Verfahren innerhalb des Gefäßsystems) Optionen, um eine Minderdurchblutung zu beheben. Man nennt die Wiederherstellung des Blutflusses in eine Körperregion auch Revaskularisation.

Wann eingreifende Revaskularisationsmaßnahmen durchgeführt werden sollten, hängt vom Stadium der Erkrankung ab. Die Stadien der pAVK sind in der Tabelle auf Seite 84 bereits zusammengefasst worden.

In den Stadien I und IIa wird eine konservative Therapie mittels Medikamenten und Gehtraining empfohlen. Bei Patienten ab einem Stadium IIb, also mit einer eingeschränkten Gehstrecke auf unter 200 m, kann eine invasive Therapie (invasiv = eingreifend) erwogen werden. Da jeder Eingriff mit Risiken verbunden ist, muss jedoch in einem so frühen Sta-

KONSERVATIVE THERAPIEN BEI PAVK UND DEREN EFFEKTE BEI OPTIMALER EINSTELLUNG

(nach S3-Leitlinie pAVK)

THERAPIE	WIRKSTOFF	EFFEKT
NIKOTIN-STOPP		▸ Reduktion der Sterblichkeit durch Herzgefäßerkrankungen
SENKUNG DES CHOLESTERINS	Statine	▸ Reduktion nicht tödlicher und tödlicher Ereignisse durch Gefäßerkrankungen ▸ 38 % Reduktion des Auftretens von Gehbeschwerden ▸ 63 % Steigerung der schmerzfreien Gehstrecke nach einjähriger Behandlung
BLUTDRUCK-SENKUNG	Betablocker ACE-Hemmer	▸ 53 % Reduktion von Ereignissen durch Herz-/Gefäßerkrankungen ▸ 22 % Reduktion von Ereignissen durch Herz-/Gefäßerkrankungen ▸ Verbesserung der schmerzfreien und maximalen Gehstrecke ▸ Anstieg des ABI (Knöchel-Arm-Index)
DIABETES-THERAPIE		▸ 17 % Reduktion von Ereignissen durch Herz-/Gefäßerkrankungen ▸ 25 % Reduktion von Beinamputationen
PLÄTTCHEN-HEMMUNG (TAH)	ASS Clopidogrel	▸ 23 % Reduktion von Ereignissen durch Herz-/Gefäßerkrankungen ▸ 54 % Reduktion von Eingriffen zur Wiederherstellung der Beindurchblutung ▸ 54 % Reduktion von Ereignissen durch Herz-/Gefäßerkrankungen

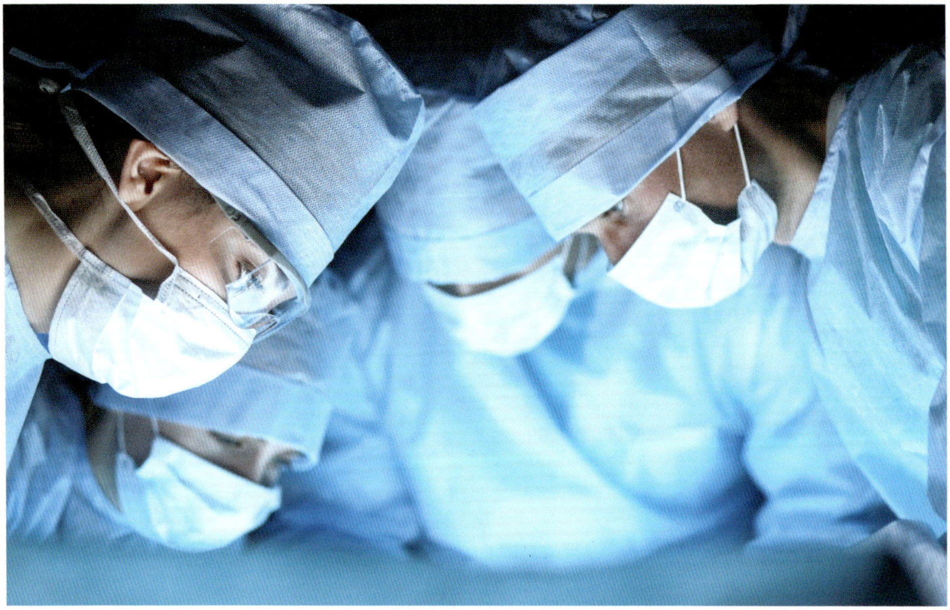

dium die konservative Therapie mittels Gehtraining und Medikamenten voll ausgeschöpft worden und ein deutlicher Leidensdruck oder eine Einschränkung der Lebensqualität vorhanden sein. Auch eine bereits sehr kurze Gehstrecke auf unter 50 m deutet darauf hin, dass die Erkrankung fortgeschritten ist und eine Revaskularisation nach Ausschöpfung der konservativen Maßnahmen angezeigt ist.

Bei den Stadien III und IV sind bereits Schäden in der betroffenen Region durch die Minderdurchblutung eingetreten und eine chirurgische oder endovaskuläre Therapie zur Wiederherstellung der Durchblutung sollte rasch durchgeführt werden.

Das Ausmaß der Therapie richtet sich dann im Weiteren nach der Lokalisation der Engstellen oder Verschlüsse, wobei verengte Stellen, die den Einstrom des Blutes in das Bein behindern, als erstes behoben werden müssen. Ihr behandelnder Gefäßspezialist wird sich daher den Gefäßbaum von oben nach unten ansehen und dann ein Therapiekonzept erstellen. Darüber hinaus hängt das Ausmaß der geplanten Therapie natürlich auch vom Allgemeinzustand des Patienten ab, weshalb eine ausführliche internistische Durchuntersuchung vor einer geplanten Operation unerlässlich ist. Im Folgenden werden die Grundzüge der offenen und endovaskulären Methoden erklärt, die auch in einem Eingriff miteinander kombiniert werden können.

Chirurgische Methoden zur Wiederherstellung der Beindurchblutung

Das Prinzip der chirurgischen Methoden besteht darin, neue Blutpfade als Umgehung eines verschlossenen Abschnittes anzulegen. Diese Blutpfade bestehen entweder aus künstlichen Gefäßen (zum Beispiel aus gewebtem Polyester) oder aus körpereigener Vene. In seltenen Fällen können auch Transplantate von Verstorbenen oder tierisches Material eingesetzt werden. Die häufigsten Operationsmethoden werden von oben nach unten beschrieben. Die Namen richten sich dabei meist nach der Lokalisation der Anschlussstellen.

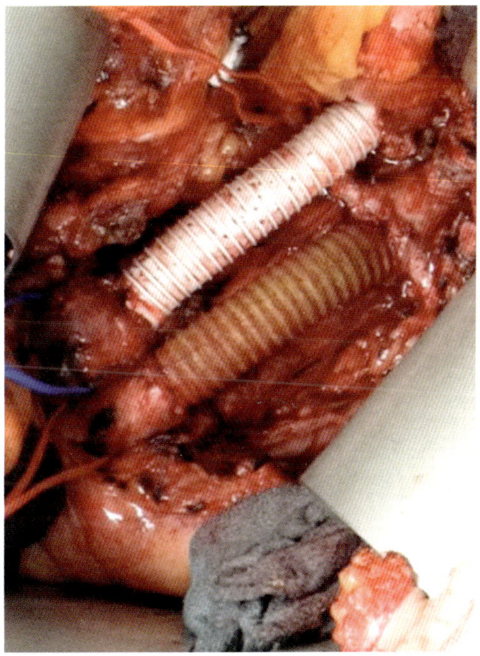

Aorten- und Vena-cava-Ersatz bei Tumoroperation (Aorta braune, Vena cava weiße Prothese)

Die Y-Prothese: Beginnt die Verschlusskrankheit bereits in der infrarenalen (unterhalb der Nierenarterien) Aorta oder betrifft sie beide Beckengefäße, so kann als Umgehung eine Y-Prothese implantiert werden. Über einen Bauchschnitt wird die Aorta freigelegt und direkt unterhalb der Nierenarterien geklemmt. Unter Ausschluss des Blutstromes wird sie dann eröffnet und der erste Teil der Prothese an die im oberen Anteil gesunde Aorta angenäht. Die beiden Y-Schenkel werden nun in einem gesunden Bereich der Beckengefäße ebenfalls angeschlossen. Die Länge der neuen Schenkel richtet sich nach der Verschlusslänge. Ist das Gefäß noch innerhalb des Beckens wieder offen, so kann auch dort angeschlossen werden. Man nennt die Prothese dann **aortobiiliakale Y-Prothese**. Wenn die Verschlusslänge einen Anschluss im Becken nicht mehr zulässt, so werden über Schnitte in den Leisten die Femoralarterien freigelegt und die Prothesenschenkel dort angeschlossen. Sie werden unterhalb des Leistenbandes vom Bauchraum in die Leiste durchgezogen und können so an die gesunden Femoralarterien angenäht werden. Man nennt dies dann **aortobifemorale Y-Prothese**. Sollte nur ein Beckengefäß verschlossen sein, so kann nach dem gleichen Prinzip auch ein **aortoiliakaler** oder **aortofemoraler Bypass** angelegt werden.

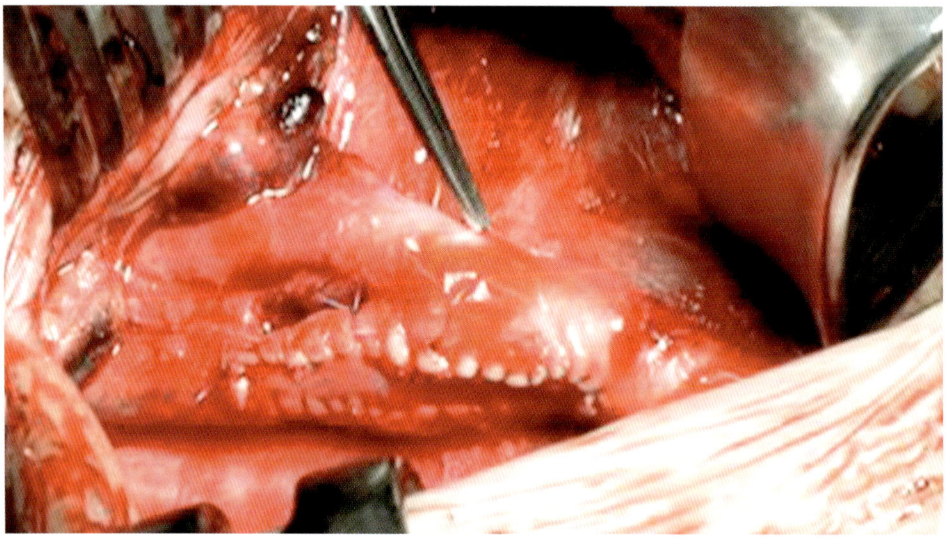

Leistengefäß TEA mit Venenpatch

Femoralisgabel/Leistengefäß, Thrombendarteriektomie (TEA): Die Beinarterie (Femoralis) teilt sich in der Leiste in eine oberflächliche (Femoralis superficialis) und eine tiefe Beinarterie (Femoralis profunda) auf. Diese Aufzweigungsstelle ist durch turbulente Blutströmungen sehr anfällig für Ablagerungen. Es kommt in diesem Bereich daher oft zu signifikanten Einengungen der Gefäße, die den Blutstrom nach unten behindern. In diesem Fall kann das Leistengefäß lokal vom Plaque befreit werden. Hierzu wird ein ca. 10 cm langer Schnitt in der Leiste durchgeführt und das Leistengefäß mit seiner Aufzweigungsstelle freigelegt. Anschließend werden die Gefäße oben und unten im jeweils wieder gesunden Bereich geklemmt. Das Gefäß wird eröffnet und die Ablagerungen werden vorsichtig herausgelöst (= TEA). Die Gefäßwand bleibt dabei bestehen. Wenn alles sauber ist, wird das Gefäß entweder wieder direkt zusammengenäht oder es wird ein „Flicken" (aus dem Englischen „Patch" genannt) eingenäht. Dies dient dazu, das Gefäß an der Nahtstelle nicht einzuengen und nicht eine erneute Stenose zu produzieren. Als Patch wird in den meisten Fällen tierisches (Rind) Material oder Kunststoff verwendet.

Femoropopliteale Bypässe: Die oberflächliche Beinarterie geht kurz über dem Knie von der Femoralis superficialis in die sogenannte Poplitealarterie (Kniekehlenarterie) über. Sie wird in drei Abschnitte unterteilt: Oberhalb des Knies wird sie

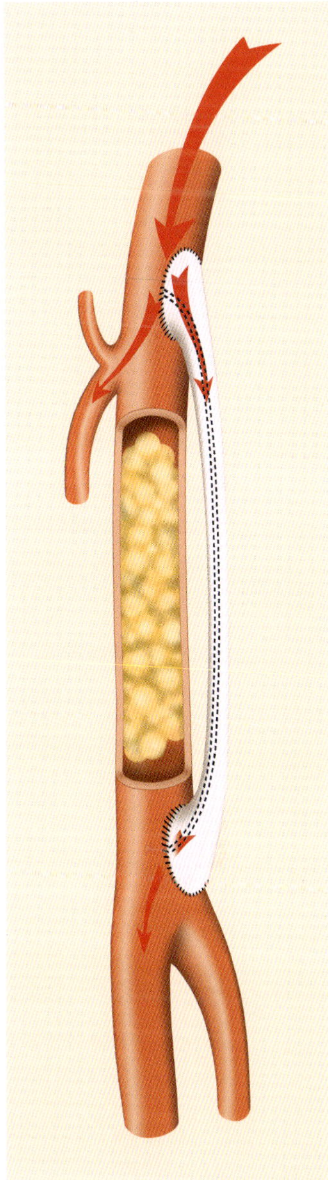

P1- oder P3-
Bypass

„Pars 1“ (= P1, erster Teil) genannt, auf Höhe des Knies P2 und unterhalb P3. Verschlüsse der Oberschenkel- oder Kniekehlenarterie können mit den sogenannten femoropoplitealen Bypassverfahren umgangen werden (siehe Abbildung Seite 99). Je nach Verschlusslänge werden diese Bypässe von Leiste an den Pars 1 oder 3 der Poplitealarterie angeschlossen. Wie bei den bereits beschriebenen Methoden werden auch hier die entsprechenden Gefäßregionen in der Leiste und am Bein über Schnitte freigelegt, die Gefäße im Gesunden geklemmt und der Bypass oben und unten jeweils auf einen gesunden Abschnitt des Gefäßes angenäht. Als bevorzugtes Material dient körpereigene Vene. Diese kann je nach Befund vom gleichen oder anderen Bein entnommen werden. Als erste Wahl dient die oberflächliche Stammvene, die Vena saphena magna. Sollte sie nicht geeignet oder schon entnommen sein, können auch andere Bein- oder Armvenen als Bypassmaterial herangezogen werden. Aus diesem Grund wird vor einer geplanten Bypassoperation am Bein immer ein sogenanntes „Venenmapping“ mittels Ultraschall durchgeführt. Dies gibt Hinweise über die Qualität der Venen und erlaubt dem Operateur vorab eine Einschätzung, welche Vene geeignet sein wird. Zur Venenentnahme werden weitere oberflächliche Schnitte am Bein benötigt. So kann es bei einer Bypassoperation am Bein zu zwei bis ca. fünf Schnitten kommen. Sollte kein geeignetes Venenmaterial zur Verfügung stehen, können auch hier wieder röhrenförmig gewebte und flexible Kunststoffprothesen eingesetzt werden. Der Vorteil von Kunststoffprothesen liegt in einer schnelleren Operationszeit, da keine Vene entnommen werden muss. Trotzdem ist die Vene aufgrund ihrer besseren Haltbarkeit und geringeren Infektanfälligkeit einer Kunststoffprothese vorzuziehen.

Crurale und pedale Bypässe: Der Pars 3 der Poplitealarterie gibt die drei Unterschenkelarterien ab. Zunächst geht die Arteria tibialis anterior (kurz Anterior) aus der Poplitea ab. Der Teil danach wird Truncus tibiofibularis genannt (kurz Truncus), der sich schließlich in zwei weitere Unterschenkelarterien, die Arteria tibialis posterior und die Arteria interossea (auch Fibularis/Interossea genannt), aufteilt. Sollte ein Verschluss die gesamte Poplitealarterie betreffen und erst die Unterschenkelgefäße über Kollateralen wieder offen sein, so kann zur Durchblutungsverbesserung auch ein Bypass auf eines der Unterschenkelgefäße angeschlossen werden. Hierzu wird das dominante und im gesamten Verlauf am wenigsten beschädigte Gefäß ausgewählt. Bei fortgeschrittenen Verschlussprozessen am Unterschenkel kann in seltenen Fällen auch der Anschluss eines Bypasses auf eine Fußarterie notwendig sein. Diese Form wird dann pedaler Bypass genannt (Latein „pedis" = die Füße). Crurale und pedale Bypässe sind aufgrund der feinen Gefäße und kaliberschwachen Anschlussstellen sehr verschlussanfällig. Sie werden meist angelegt, um rasch schlechter werdende Wunden zum Abheilen zu bringen, Amputationen zu verhindern oder starke Schmerzen durch Minderdurchblutung zu verbessern.

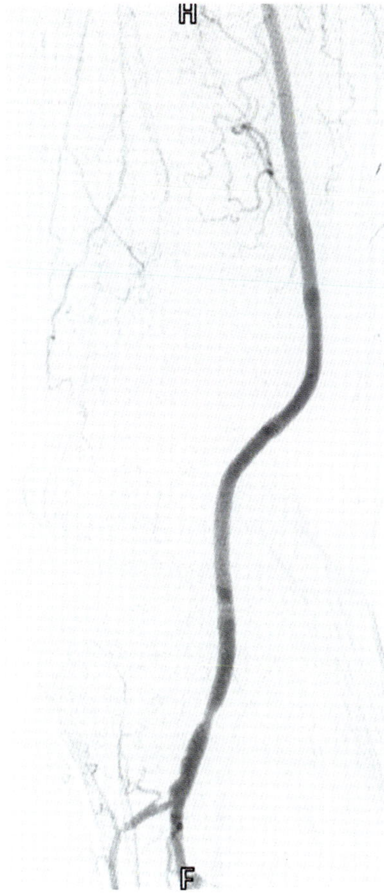

Cruraler Bypass

Mögliche Komplikationen der chirurgischen Revaskularisationen

Bei Operationen an den Gefäßen kann es in allen Abschnitten zu ähnlichen Komplikationen oder Folgen kommen. Zum einen liegen die Arterien immer neben Venen und Nerven. Daher kann es theoretisch immer zu Blutungen bei Venenverletzung oder Beeinträchtigung der Nerven kommen. Blutungen sind in der Regel gut beherrschbar und die Verletzung von großen Nerven, die für die Bewegung des Beines wichtig sind, kommen äußerst selten vor. Oberflächlichere Nerven, die die Haut sensibel versorgen, sind etwas häufiger in Mitleidenschaft gezogen, was zu Taubheitsgefühlen oder auch einem brennenden Gefühl über dem operierten Areal führen kann. Auch diese Beschwerden klingen jedoch meist wieder ab. Eine weitere anatomische Nähe zu Arterien und Venen haben Lymphknoten und -gefäße. Dabei handelt es sich um äußerst feine Strukturen, die beim Freilegen der Arterie nicht immer geschont werden können. In der Regel führt dies zu keinem größeren Problem, da sich die Lymphwege im Heilungsprozess der Wunde regenerieren. In seltenen Fällen kann es jedoch zur Ansammlung von Lymphflüssigkeit und Entzündung im Wundgebiet kommen. Meistens müssen die Wunden dann nochmals eröffnet und es muss eine entsprechende Wundtherapie eingeleitet werden. Leider führen diese Komplikationen in einzelnen Fällen zu langen Krankenhausaufenthalten mit etlichen kleinen Eingriffen, bis die Wunde wieder sauber verheilt ist.

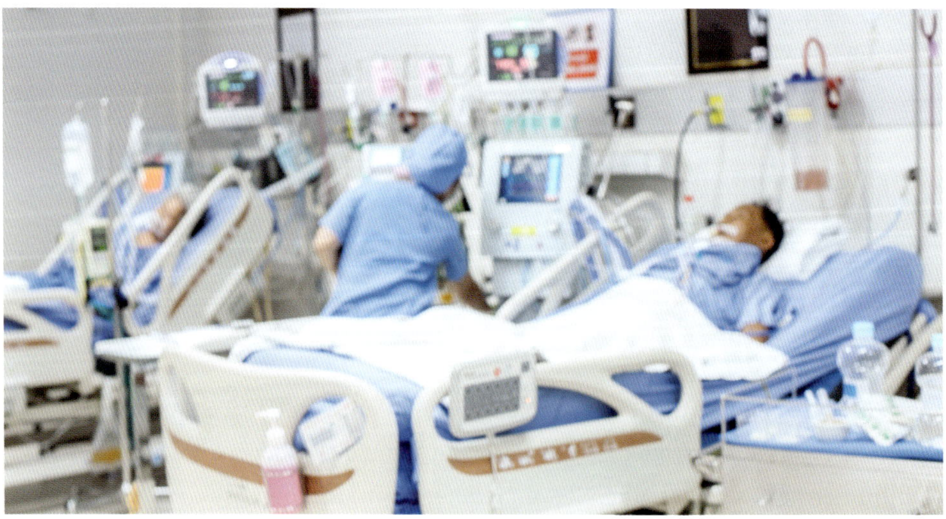

Weitere mögliche Komplikationen an den Gefäßen selbst ergeben sich durch die Operationsmethoden. Die Anschlussstellen (Anastomosen) von Bypässen sind nie so glatt und natürlich wie das ursprüngliche Gefäß. Es kann also erneut zu Ablagerungen, Einengungen und schließlich Verschlüssen kommen. Auch der gegenteilige Effekt, eine zu starke Erweiterung (Aneurysma) der Anastomose, kann entstehen. Beides muss behoben werden, um den Bypass nicht zu gefährden. Weiter kann es bei Operationen an den Gefäßen immer zur Bildung von Blutgerinnseln kommen, die ein Gefäß weiter unten oder an der betroffenen Stelle komplett verlegen können. Während und nach der Operation werden daher immer Blutverdünner eingesetzt. Welche Produkte und in welcher Dosis sie zum Einsatz kommen, richtet sich nach der Art des Bypasses und dem Umfang des Eingriffes.

Das individuelle Risiko einer Operation wird im Vorfeld immer mit dem Patienten besprochen und lässt sich hier nicht zur Gänze beschreiben. Die Aufklärungsbögen in den Kliniken sollten immer aufmerksam durchgelesen und Unklarheiten mit dem behandelnden Arzt besprochen werden. Letztlich gibt es keine „standardisierte" Gefäßoperation, da jeder Mensch feine Unterschiede in Körperbau, Anatomie und Beschaffenheit der Gefäße besitzt und manche Entscheidungen auch erst während der Operation vom Chirurgen getroffen werden können.

Endovaskuläre Methoden zur Wiederherstellung der Beindurchblutung

Die endovaskulären oder auch interventionellen Methoden umfassen minimal-invasive Eingriffe, bei denen mittels Katheter in das Gefäßsystem eingegangen wird und unter Röntgendurchleuchtung diverse Gefäßerkrankungen von innen behoben werden können. Bei der pAVK werden dabei Engstellen oder Verschlüsse von innen aufgedehnt und je nach Fall mittels Stent stabilisiert. Die Zugänge zum Gefäßsystem werden über die Leistenarterie oder die Armarterie durch eine Punktion geschaffen. In den meisten Fällen reicht eine örtliche Betäubung hierzu aus. Endovaskuläre Eingriffe werden entweder von darauf spezialisierten Radiologen, Angiologen oder Gefäßchirurgen durchgeführt. In sogenannten „Hybrideingriffen" können endovaskuläre Methoden auch mit einer offenen Operation kombiniert werden. Ein Beispiel dafür wäre die Leistengefäß-TEA kombiniert mit einer Aufdehnung einer Engstelle im Beckengefäß. Es gibt zahlreiche Optionen und Kombinationsmöglichkeiten von offenen und endovaskulären Methoden, die im Einzelfall entschieden und besprochen werden. Wie eine Intervention von innen im Gefäß im Detail abläuft, wird im Folgenden erklärt.

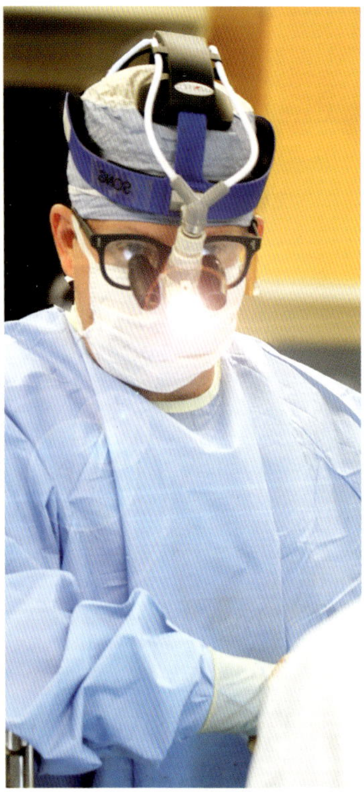

Die PTA (perkutane transluminale Angioplastie): Übersetzt bedeutet dies zunächst die Aufdehnung innerhalb des Gefäßes über einen Punktionszugang durch die Haut. Zuerst wird über die innen hohle Punktionsnadel ein feiner Draht in das Gefäßsystem geschoben. Er ist unter Röntgendurchleuchtung sichtbar. Über diesen Draht wird anschließend eine Schleuse ins Gefäß geschoben und mit Kontrastmittel überprüft, ob die Lage richtig ist. Der Draht wird dann weiter über die Engstelle hinweggeführt. Manchmal ist dies nicht ganz einfach und es bedarf etwas Fingerspitzengefühl und Geduld, um die Engstelle zu passieren. Über den Draht wird dann ein feiner Kunststoffkatheter geschoben. Nach nochmaliger Kontrastmittelgabe über den Katheter kann vor Ort die Engstelle dargestellt werden. Sie wird markiert, um anschließend mit einem klei-

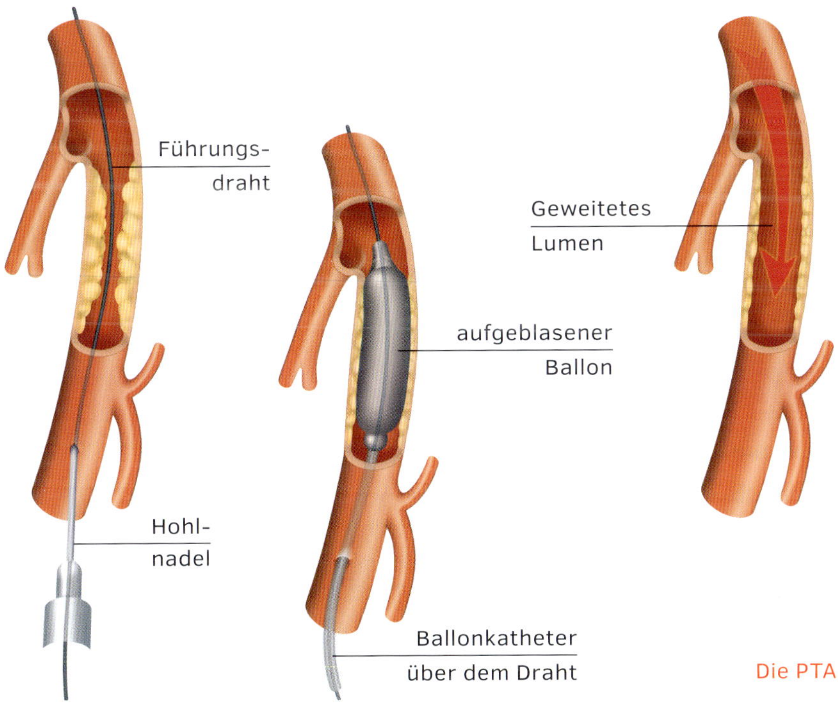

Die PTA

nen Ballon aufgedehnt zu werden. Auch diese Aufdehnung muss sehr vorsichtig und langsam erfolgen, da das Gefäß verletzt oder überdehnt werden, im schlimmsten Fall reißen kann. Die Größe des Ballons richtet sich nach dem Durchmesser des Gefäßabschnitts. So sind Ballons für das Becken deutlich größer als für Unterschenkelgefäße. Beim Manipulieren mit Drähten, Kathetern und Ballons im Gefäß wird der Operateur sehr vorsichtig sein, denn es besteht immer das Risiko einer Verletzung oder Durchstoßung der Gefäßwand. Auch das Ablösen von Plaques oder Gerinnseln aus dem Gefäßinneren könnte zu Embolien mit Verlegung des Gefäßabschnittes darunter führen.

Nach der Aufdehnung wird das Ergebnis mittels Kontrastmittelgabe dargestellt. Wenn das Lumen des Gefäßes wieder schön und die Engstelle beseitigt ist, kann die Intervention beendet werden. Das Punktionsloch wird entweder durch Abdrücken oder durch ein kleines Verschlusssystem wieder verschlossen. In seltenen Fällen verschließt sich das Punktionsloch nicht wieder ausreichend und es kommt zu einer Blutung. Entweder wird die Stelle dann erneut für eine gewisse Zeit komprimiert (Druckverband oder manuelles Abdrücken) oder das Punktionsloch muss im Rahmen einer neuerlichen OP nach einem kleinen Schnitt direkt übernäht werden.

Die Stent-PTA: Hierbei wird die Engstelle durch Platzierung eines Stents aufgedehnt. Je nach Lokalisation und Verlauf der Intervention wird zunächst eine PTA durchgeführt und anschließend noch ein Stent an der Stelle platziert oder die Stelle wird direkt durch Platzieren und Eröffnen des Stents gedehnt. Dabei gibt es sogenannte selbstexpandierende Stents, die durch Rückzug der Führungshülle aufgehen, oder ballonexpandierbare Stents. Letztere sind unentfaltet auf einem kleinen Ballon montiert und werden durch Aufblasen des Ballons entfaltet. Ihr behandelnder Arzt wird entscheiden, welches Material für Ihre Engstelle oder Ihren Verschluss das richtige ist. Längerstreckige Verschlüsse können mittlerweile auch endovaskulär behandelt werden. Dabei wird der Verschluss mit speziellen Kathetern und Drähten bis in den wieder gesunden Gefäßbereich überwunden. Anschließend wird ein Stent über der Verschlussstelle platziert und entfaltet.

Logischerweise können Stents nur sehr eingeschränkt und in Ausnahmefällen im Bereich von Bewegungssegmenten eingesetzt werden. Das heißt, über die Leiste oder das Kniegelenk sollten keine Stents gesetzt werden, da sie über kurz oder lang ermüden, brechen oder zum Verschluss des Gefäßes führen.

Nach dem Einsetzen eines Stents ist die lebenslange Einnahme von Blutverdünnern unerlässlich. Da Stents ein Fremdkörper im Gefäß sind, sind sie eine beliebte Stelle für Blutplättchen zur Anhaftung und Ausbildung von neuen Ablagerungen (sogenannte In-Stent-Stenosen). In den meisten Fällen werden daher Thrombozytenaggregationshemmer (TAHs) einzeln oder in einer Kombination zur Blutverdünnung eingesetzt. Welche Einnahme für Sie die richtige ist, hängt auch von den Nebenerkrankungen ab und wird im Einzelfall besprochen. Wichtig sind regelmäßige Kontrollen der Durchblutung nach PTA oder Stent-PTA, um eventuelle Re-Stenosen rechtzeitig zu erkennen und wieder behandeln zu können. Nehmen Sie daher die vorgeschlagenen Kontrolltermine gewissenhaft wahr.

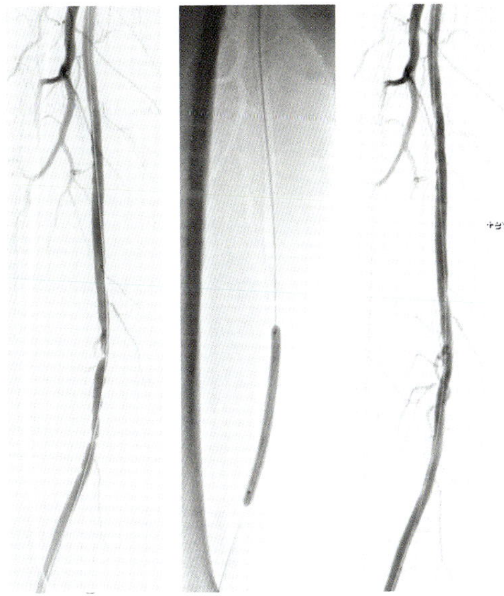

Stent-PTA:
präoperativ (links), PTA (Mitte),
Abschlussangiografie (rechts)

Therapie bei chronischen Wunden und bereits untergegangenem Gewebe

Im Stadium IV der pAVK sind bereits Gewebeschäden entstanden. Meist sind dabei zuerst die Zehen betroffen, da sie die „letzte Wiese" der Durchblutung darstellen und bei Gefäßverschlüssen dort am wenigsten Blut ankommt. Zunächst äußert sich das durch Kälte, Gefühllosigkeit und fehlende Beweglichkeit der Zehen oder auch starke Ruheschmerzen. Hält die Minderdurchblutung an, sterben Gewebeareale (meist Zehenkuppen oder ganze Zehen) langsam ab, was zu einer Schwarzverfärbung führt (Nekrose genannt). Dieser Prozess dauert in der Regel Wochen bis Monate und kann bei rechtzeitigem Entdecken und Behandeln aufgehalten oder verlangsamt werden. Bei einer chronischen Minderdurchblutung reichen außerdem kleinste Auslöser wie Druck durch ungeeignetes Schuhwerk, Verletzungen beim Nägelschneiden oder sehr trockene Haut zum Entstehen einer Wunde aus, die nicht abheilt und immer größer wird. Durch fehlenden Sauerstoff, Nährstoffe und Abwehrstoffe kann das Gewebe nicht mehr abheilen oder sich gegen Bakterien auf der Haut wehren. Die Folge sind entzündete Wunden, die bis auf die Knochen in die Tiefe reichen können.

Es ist nicht unüblich, dass Patienten erst in diesem Stadium einem Gefäßspezialisten vorgestellt werden, weil die Ursache der Wunde lange Zeit nicht erkannt wurde.

Nach einer ersten Begutachtung und der Erhebung des Gefäßstatus wird ein Therapiekonzept mit dem Patienten besprochen. Dabei liegt der Fokus auf Eindämmung des Infekts und Schadensbegrenzung. Zunächst wird ein Wundabstrich entnommen und bei Anzeichen eines Infekts eine geeignete Antibiose begonnen. Bei Diabetikern ist es von größter Wichtigkeit, dass der Blutzucker auf ein normales Niveau eingestellt und regelmäßig überwacht wird. In manchen Fällen wird ein Röntgen des befallenen Areals durchgeführt, um beurteilen zu können, ob der Infekt bereits den Knochen angegriffen hat. Bei ausgeprägten Wunden kann auch ein MRT zur Beurteilung hilfreich sein. Außer der Wunde selbst muss der Gefäßstatus genau beurteilt werden. Pulsstatus und ABI geben erste Anhaltspunkte für das Vorhandensein von Stenosen oder Verschlüssen und werden dann durch den Ultraschall und eine Angiografie (CTA oder MRA) ergänzt. Nach internistischer Vorbereitung des Patienten wird dann als erstes eine Revaskularisation (z.B. Bypass/PTA) durchgeführt. Danach zeichnet sich an der Wunde oft eine Besserung ab, da wieder mehr Blut in das betroffene Areal kommt. In der Folge kann beurteilt werden, wie viel vom Gewebe sich erholt und was gegebenenfalls chirurgisch mittels Wundreinigung oder Amputation behandelt werden muss. Unterstützend kann von Beginn an eine Infusionstherapie mit Prostaglandinen wirken. Dabei handelt es sich um Medikamente, die einen gefäßerweiternden und leicht blutverdünnenden Effekt haben. Das heißt, die noch vorhandenen und offenen Blutwege werden etwas erweitert und ermöglichen eine verbesserte Durchblutung im Wundareal.

Bei sehr stark infizierten Wunden mit Untergang von viel Gewebe und einer drohenden oder bereits vorhandenen Blutvergiftung handelt es sich um eine Akutsituation. Das Ausschöpfen der oben genannten Maßnahmen kann nicht abgewartet werden, sondern die Wunde muss zuerst chirurgisch versorgt werden, da es sich um einen lebensbedrohlichen Zustand handelt. Im Einzelfall kann dies bedeuten, dass es zu einer akuten Amputation von Teilen des Fußes oder Beines kommt.

Um all diese Komplikationen der pAVK zu vermeiden, ist eine frühe und dauerhafte Behandlung sehr wichtig. Wie bereits erwähnt, gehört dazu die optimale Einstellung der Arterioskleroserisikofaktoren (Nikotin, Diabetes, Bluthochdruck, Übergewicht, erhöhte Blutfette) und die regelmäßige Kontrolle beim Gefäßspezialisten.

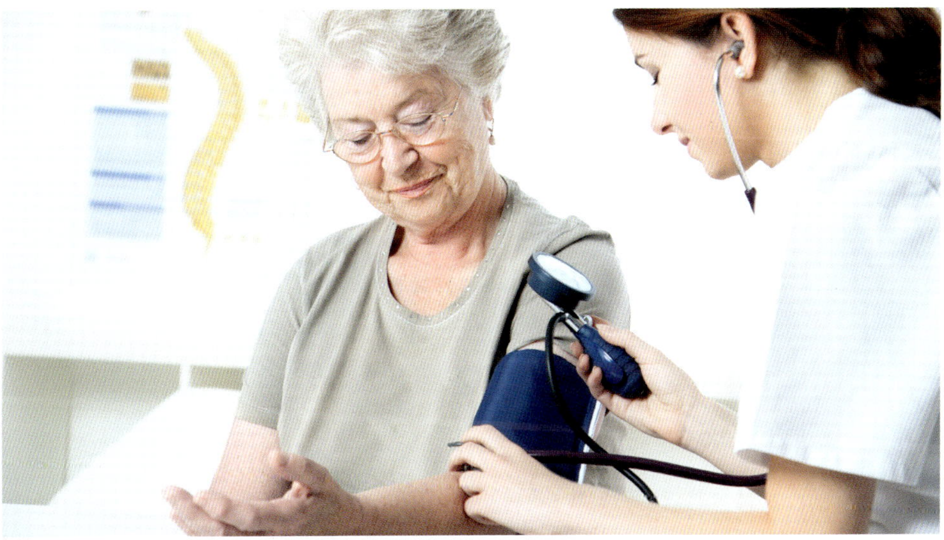

In der nachfolgenden Infobox sind außerdem Maßnahmen zusammengefasst, die Sie beachten sollten, wenn eine pAVK bereits bekannt ist und ein Risiko für die Entstehung von Wunden darstellt. Besonders für Diabetiker sind diese Tipps wichtig, da Verletzungen an den Füßen durch die Diabetische Neuropathie (Gefühlsarmut) oft spät bemerkt werden.

TIPPS ZUR VERMEIDUNG VON OFFENEN WUNDEN BEI DER PAVK

- Achten Sie auf Ihr Schuhwerk! Es dürfen keine Druckstellen oder Blasen entstehen. Lassen Sie sich fachmännisch beraten.
- Tragen Sie weiche Strümpfe, die keine Druckstellen vom Bund hinterlassen.
- Besondere Vorsicht gilt bei der Pediküre, im Zweifelsfall medizinische Fußpflege wählen.
- Gehen Sie wegen der Verletzungsgefahr nicht barfuß.
- Meiden Sie besonders kalte oder heiße Bäder.
- Schauen Sie Ihre Füße jeden Tag an und untersuchen Sie sie auf Wunden.
- Die Haut der Füße darf nicht trocken oder schuppig sein. Tägliches Eincremen mit z.B. harnstoffhaltigen Salben hilft. Lassen Sie sich im Zweifelsfall beraten.
- Suchen Sie bei Auftreten einer Wunde rasch einen Gefäßspezialisten auf.

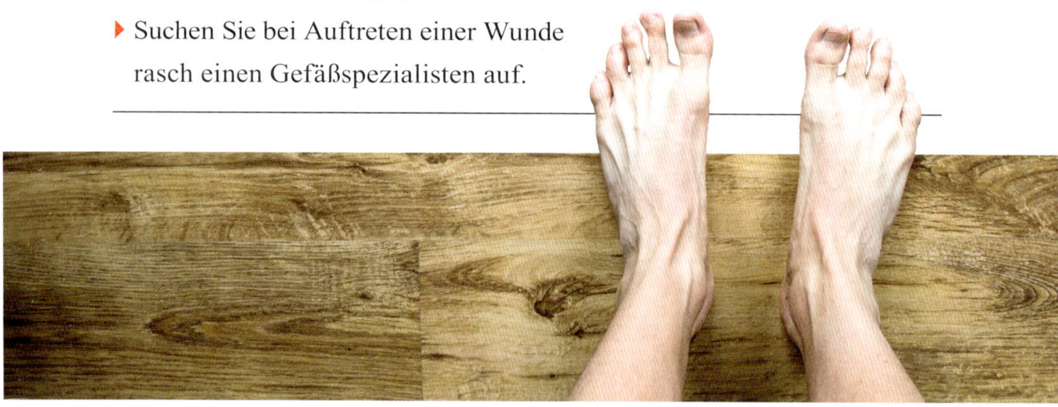

Akuter Arterienverschluss – was tun?

Wie der Name schon sagt, gibt es im Gegensatz zu der chronisch verlaufenden pAVK auch die Situation eines akuten arteriellen Verschlusses. In diesem Fall kommt es zu einem plötzlichen Verschluss einer Arterie mit Verlegung des Blutflusses in den dahinter liegenden Abschnitt. Mit 85 % sind die Beinarterien (meist einseitig) am häufigsten von allen Gefäßprovinzen im Körper betroffen. Meist liegt der Ort des Verschlusses außerdem an Gefäßverzweigungen, sprich im Bereich der Aortenbifurkation und der Aufteilung der Oberschenkelarterie in die oberflächliche und tiefe Beinarterie (Femoralisgabel). Häufig sind dabei ein oder mehrere Unterschenkelgefäße mit verschlossen. Als Ursache kommen unter anderem folgende Mechanismen in Frage:

- Eine arterielle Embolie zum Beispiel durch Gerinnselbildung im Herzen bei Vorhofflimmern oder bei Ablösung von Gerinnselteilen aus der Aortenwand (z.B. bei Aneurysma).
- Eine arterielle Thrombose: Bei vorbestehender pAVK mit hochgradigen Einengungen kann es plötzlich durch lokale Thrombose zum vollständigen Verschluss dieser Stelle kommen.
- Ein Bypass kann plötzlich durch Veränderung der Blutgerinnung oder vorbestehende Einengungen an den Anschlussstellen zum Problem werden.
- Ein vorbestehendes Aneurysma der Kniekehlenarterie kann langsam mit Blutgerinnsel (Thrombus) belegt sein, bis es schließlich durch weitere Ablagerungen zum kompletten Verschluss kommt.
- Ein Trauma mit Verletzung der Arterie kann zum akuten Verschluss des Gefäßes führen.

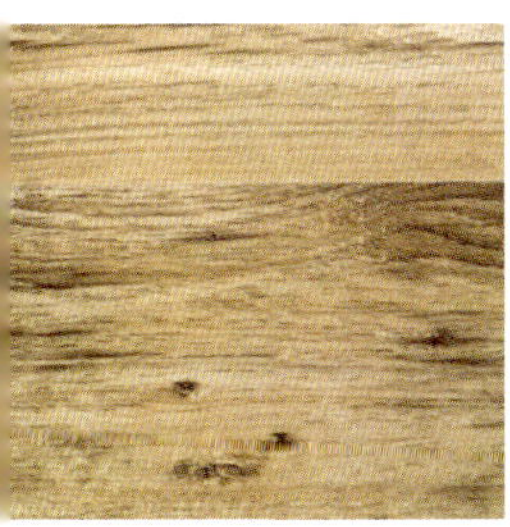

Wie äußert sich ein akuter arterieller Verschluss einer Beinarterie?

Wie bereits im Kapitel über das Poplitealaneurysma geschildert, gibt es typische Zeichen eines akuten arteriellen Verschlusses, die durch die fehlende Durchblutung hervorgerufen werden. Dazu gehören zunächst starke Schmerzen, die allmählich in eine Gefühlslosigkeit übergehen. Außerdem kann das Bein schlecht oder gar nicht mehr bewegt werden, es ist kalt und blass und die Pulse sind nicht mehr tastbar. Da eine vorbestehende chronische Minderdurchblutung diese Symptome manchmal „abmildert", weil die Betroffenen gewissermaßen an eine reduzierte Durchblutung gewöhnt sind, ist die Diagnose nicht immer auf Anhieb eindeutig. Sollten diese Zeichen jedoch langsam oder sehr akut auftreten, muss umgehend ein Krankenhaus mit Gefäßabteilung aufgesucht werden. Die Gewebe im Bein haben unterschiedliche Toleranzzeiten für die Minderdurchblutung, bis bleibende und nicht reversible Schäden

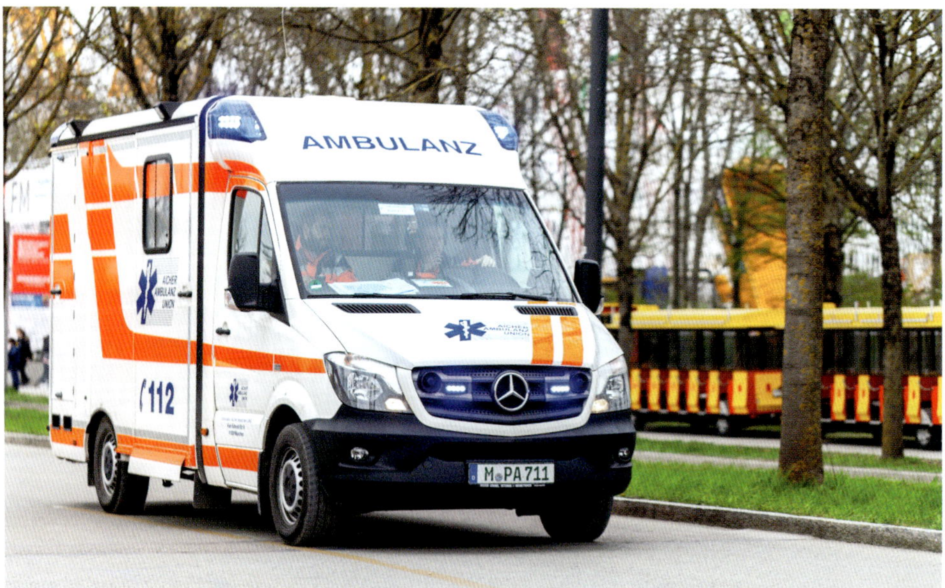

auftreten. Bei Nerven treten bereits nach zwei bis vier Stunden der fehlenden Durchblutung (auch „Ischämie“ genannt) Schäden auf, bei der Muskulatur nach sechs bis acht Stunden und bei der Haut nach ca. zwölf Stunden. Die rasche Diagnose und eine sofortige Behandlung sind daher von höchster Priorität.

Wie findet man heraus, ob es sich um einen akuten Verschluss handelt?

Im Krankenhaus angekommen, werden die Betroffenen zunächst klinisch auf die typischen Zeichen der fehlenden Durchblutung hin untersucht. Das heißt, die Pulse werden getastet, das Bein und der Fuß untersucht und anschließend wird in aller Regel ein Ultraschall durchgeführt. Dabei zeigt sich, ob noch ein Blutfluss in den Beingefäßen vorhanden ist. Um genau zu erkennen, auf welcher Höhe ein Verschluss beginnt und ob eventuell weitere Gefäßpathologien (z.B. ein Aneurysma) vorhanden sind, wird anschließend meist eine CTA (Computertomografie-Angiografie) oder eine MRA (Magnetresonanztomografie-Angiografie) durchgeführt. Dies wird jedoch individuell in der Situation vom behandelnden Gefäßspezialisten mit dem Patienten besprochen und entschieden. In manchen Fällen macht es mehr Sinn, direkt in den OP oder die Angiografie zu fahren, um die Durchblutung wiederherzustellen.

Mit welchen Maßnahmen kann die Durchblutung wiederhergestellt werden?

Zunächst ist es bei fast jedem akuten Arterienverschluss wichtig, ein blutverdünnendes Medikament (Heparin) über die Vene zu verabreichen. Dies verhindert ein Voranschreiten des Verschlusses. Danach richtet sich die Therapie nach der Ursache des Verschlusses und eventuellen Voroperationen. In einigen Fällen gibt es nicht nur eine mögliche Lösung, sondern mehrere.

Chirurgisch kann das verschlossene Gefäß im Rahmen einer OP unter Vollnarkose oder örtlicher Betäubung freigelegt und das Gerinnsel mit einem Ballonkatheter aus dem Gefäß geborgen werden. In manchen Fällen ist das Herausholen des Gerinnsels auch über eine Punktion möglich. Man nennt dies „Aspiration". Dabei wird über eine Punktion durch die Haut mittels Schleuse, Drähten und Kathetern in das Gefäß eingegangen und das Gerinnsel mittels Unterdruck aus dem Gefäß gezogen.

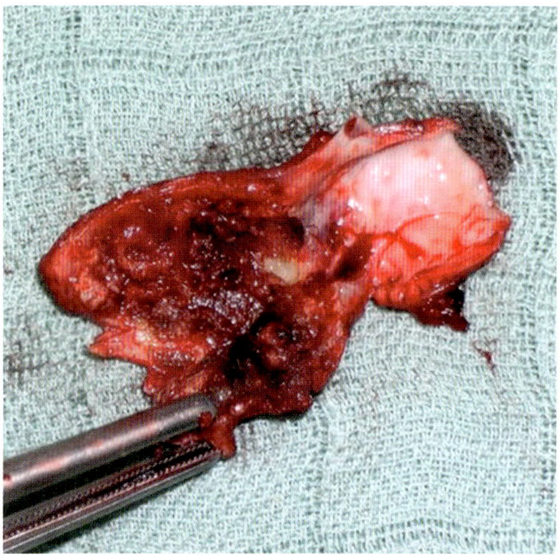

Thrombus

Eine weitere Möglichkeit bietet die sogenannte Lyse. Dabei wird ebenfalls über eine Punktion ein kleiner Katheter ins Gefäß gelegt, über den kontinuierlich Medikamente verabreicht werden, die Gerinnsel auflösen können. Da diese Medikamente stark blutverdünnend sind, sollten sie nur lokal an der Stelle eingesetzt werden, zudem darf keine Kontraindikation (zum Beispiel eine andere Erkrankung mit erhöhtem Blutungsrisiko) bestehen. Bei einem akuten Verschluss durch vorbestehende Engstellen bei Arteriosklerose oder Stenosen von Bypassanschlussstellen muss diese Ursache natürlich auch behoben werden. Dies geschieht entweder operativ oder mittels PTA/Stent-PTA (siehe Seite 104). Das Ausmaß einer Revaskularisation bei einem akuten arteriellen Verschluss kann daher im Vorhinein nicht genau bestimmt werden. Einige Entscheidungen wird der Operateur nur während der OP selbst treffen können.

Dies betrifft auch die Entscheidung, ob eine sogenannte „Fasziotomie“ durchgeführt werden muss. Dabei handelt sich um das Spalten der Muskelfaszien am Unterschenkel (sehr selten auch am Oberschenkel). Die Faszien sind straffe, feine, bindegewebige Schichten, die die einzelnen Muskelgruppen voneinander trennen und umgeben. Sie sind nicht besonders elastisch und können zur Einengung der Muskulatur führen, wenn diese anschwillt. Das kommt häufig nach stattgehabter Minderdurchblutung und anschließender Revaskularisation vor (auch Kompartmentsyndrom genannt). Die Muskulatur hat dann nicht ausreichend Platz innerhalb der Faszien und es kann durch Druck auf die feinen Muskelgefäße erneut zur Minderdurchblutung und weiteren Schädigung der Muskulatur kommen. Daher wird durch das Eröffnen der Faszien Raum für die geschwollene Muskulatur geschaffen. Sobald sie sich erholt und wieder abschwillt, können die Schnitte langsam wieder direkt verschlossen oder in seltenen Fällen mit einer Hauttransplantation gedeckt werden.

Mit welchen Folgen ist zu rechnen?

Ein akuter arterieller Verschluss ist immer eine Notfallsituation, die auch behandelt ein lebensbedrohliches Krankheitsbild darstellt. Jeder Notfalleingriff am Gefäßsystem hat Risiken wie Blutungen, erneute Verschlüsse, Verletzungen von umgebenden Strukturen und letztlich auch das Risiko des ausbleibenden Erfolges mit Verlust des minderdurchbluteten Organs. Beim Bein bedeutet dies eine drohende Amputation. Aber auch bei erfolgreicher Revaskularisation können bleibende Schäden wie Lähmungen, Missempfindungen und Gangstörungen auftreten. Es ist daher sehr wichtig, dass eine Behandlung so rasch wie möglich durchgeführt wird, um die Schäden gering zu halten und eine möglichst vollständige Genesung zu erzielen.

CHRONISCHE NIERENINSUFFIZIENZ UND BLUTWÄSCHE

Welche Erkrankungen führen zu einer chronischen und letztlich zur terminalen Niereninsuffizienz?

Die beiden Nieren eines Menschen erfüllen im Körper eine Vielzahl von Aufgaben. Dazu zählen:

- Die Ausscheidung von Stoffwechselendprodukten wie Kreatinin, Harnstoff oder Harnsäure und vielen anderen „Giftstoffen", die im Organismus anfallen,
- Regulation des Wasserhaushalts,
- Regulation des Elektrolythaushalts, v.a. Kalium, Natrium, Kalzium und Phosphat,
- Aufrechterhaltung des Säure-Basen-Haushalts,
- Bildung von wichtigen Hormonen wie das z.B. Erythropoetin, das die Bildung von roten Blutkörperchen antreibt,
- Umwandlung von inaktivem in aktives Vitamin D und damit Regulation eines gesunden Knochenstoffwechsels,
- Blutdruckregulation.

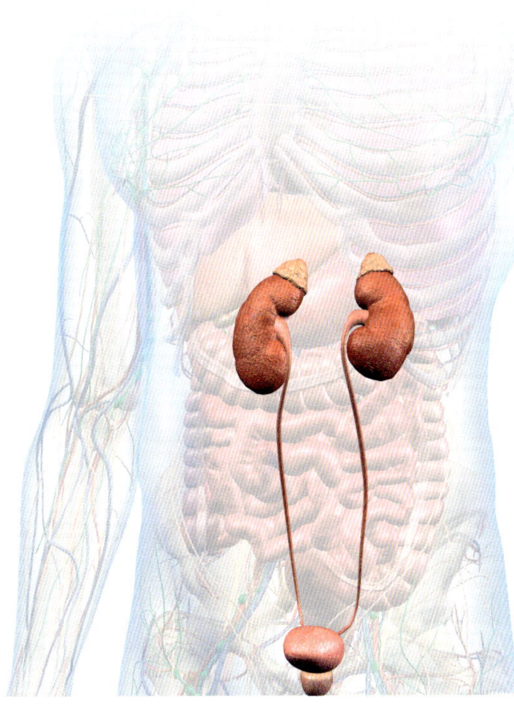

Die Häufigkeit schwerer und schwerster Nierenfunktionsstörungen hat in den vergangenen wenigen Jahrzehnten stetig zugenommen. Ursache dafür ist besonders die steigende Lebenserwartung, da mit dem Alter das Risiko für eine chronische Nierenschwäche zunimmt. Zwischen dem 60. und 69. Lebensjahr liegt der Anteil schwer nierenkranker Menschen schon bei 3 %. In der Altersgruppe von 70 bis 79 sind es schon 13 %. In Österreich leiden etwa 5 % oder 400.000 Personen an einer Nierenfunktionseinschränkung. Schätzungen zufolge sind ca. 600.000 Österreicher von Diabetes mellitus Typ 2 betroffen, also rund 7 bis 8 % der Bevölkerung. Bei über 2,4 Millionen Österreichern besteht ein Bluthochdruck.

Als Hauptursachen für eine chronische Nierenschwäche gelten in den meisten westlichen Industriestaaten – und immer mehr auch in den aufstrebenden Entwicklungsländern, insbesondere in Asien – ein Diabetes mellitus sowie eine arterielle Hypertonie, beides Folgen des westlichen Lebensstils, also von falscher Ernährung und Bewegungsmangel. In diesem Zusammenhang stellt auch immer mehr deutliches Übergewicht (Adipositas) einen wichtigen Risikofaktor für eine chronische Nieren-

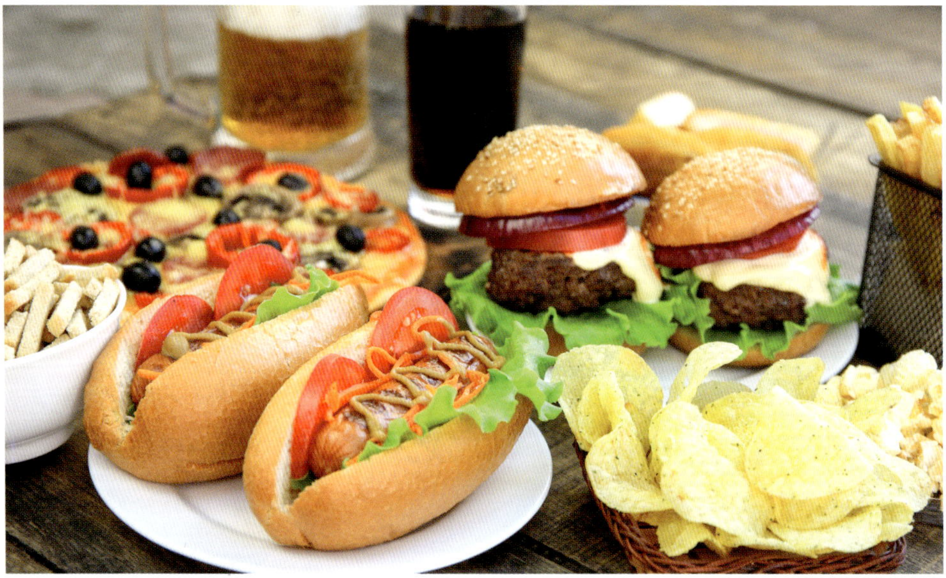

schwäche dar. Der Anteil von genetischen Erkrankungen, wie z.B. Zystennieren, oder immunologischen Erkrankungen, wie z.B. eine sogenannte Glomerulonephritis, oder Vaskulitis und anderen Erkrankungen, wie rezidivierende Harnwegsinfekte, ist dabei relativ gesehen viel seltener.

Das Tückische an einer Hypertonie liegt darin begründet, dass ein erhöhter Blutdruck einerseits zu einer Nierenschädigung führt, andererseits geschädigte Nieren wiederum im Sinne eines Teufelskreislaufs zu einer Blutdruckerhöhung führen. Die Kombination aus Diabetes und einem erhöhten Blutdruck ist überhaupt die gefährlichste Kombination für die Entstehung und das Fortschreiten einer Nierenschwäche.

Ist einmal ein deutlicher Teil des Nierengewebes untergegangen, steigen im Blut die sogenannten Nierenretentionsparameter wie Kreatinin und Harnstoff an, zuweilen kann im Harn auch Eiweiß auftauchen (sogenannte „Albuminurie"), alles Zeichen, die auftreten können, ohne dass es dem Patienten merklich schlechter geht, die aber ernst zu nehmende Signale darstellen, dass die Nieren bereits eine Gewebeschädigung aufweisen. Erst in weit fortgeschrittenen Stadien der Niereninsuffizienz, die sich in der Regel oft erst nach Jahren einstellen, kommt es für Patienten zu unspezifischen Symptomen wie Abgeschlagenheit (evtl. verbunden mit einem Blutmangel), Konzentrationsstörungen, Appetitlosigkeit, Schlafstörungen, Beinödemen, sowie individuell zu spezifischen Symptomen, wie Hautjucken, peripheren Schmerzen und anderen klinischen Symptomen. Oft reichen für die Diagnose einer chronischen Nierenschwäche die genaue klinische Untersuchung, die Laborparameter und die individuelle Geschichte des Patienten aus (z.B. Blutdruck, Diabetes und/oder Übergewicht). Zudem kommt in der Regel ein Nierenultraschall zum Tragen, vereinzelt muss auch eine Nierenbiopsie durchgeführt werden, um zu einer Diagnose und damit der Ursache der Nierenschwäche zu gelangen.

Generell existieren fünf Stadien einer chronischen Niereninsuffizienz, die fließend ineinander übergehen, wobei im Stadium 5 in der Regel eine Nierenersatztherapie eingeleitet werden muss (siehe unten). Sind im Blut bereits die sogenannten Nierenretentionsparameter wie Kreatinin und Harnstoff erhöht, so sind signifikante Teile des Nierengewebes schon irreversibel geschädigt, und es gilt nun, das restliche Nierengewebe vor einem weiteren Untergang zu schützen.

CHRONISCHE NIERENINSUFFIZIENZ – RISIKOABSCHÄTZUNG NACH CKD-STADIEN

laut KDIGO Guidelines 2012

	A1	A2	A3
G1	+	~	-
G2	+	~	-
G3a	+	-	---
G3b	-	---	---
G4	---	---	---
G5	---	---	---

+ geringes Risiko, Mortalität, kardiovaskulär, Progression der CNE etc.
~ mäßiges Risiko
- hohes Risiko
--- sehr hohes Risiko

Von zentraler Bedeutung ist es auch, das Fortschreiten einer chronischen Niereninsuffizienz so weit wie möglich zu verhindern, da nicht nur eine Nierenersatztherapie verhindert oder zumindest verzögert werden soll, sondern auch weil weiter fortgeschrittene Stadien der Niereninsuffizienz, insbesondere ab Stadium 3b oder 4, mit einem deutlich erhöhtem Risiko für Herz-Kreislauf-Erkrankungen einhergehen und damit auch die Lebenserwartung insgesamt beeinträchtigt wird.

Kann man das Fortschreiten einer chronischen Niereninsuffizienz und damit eine Blutwäsche verhindern?

Wie so oft in der Medizin ist ein frühes Intervenieren am effektivsten, aber selbst bei schon fortgeschrittener Nierenschwäche ist es mit verschiedenen Mitteln oft noch möglich, ein weiteres Fortschreiten einer Niereninsuffizienz so weit wie möglich zu verzögern, um eine terminale Niereninsuffizienz, welche eine Nierenersatztherapie benötigt, letztlich zu verhindern. Und zudem, wie oben erwähnt, sind weiter fortgeschrittene Stadien der Niereninsuffizienz mit deutlich vermehrten Herz-Kreislauf-Problemen vergesellschaftet. Das heißt insgesamt, dass ein frühzeitiges Erkennen einer Nierenschwäche von eminenter Bedeutung ist!

Worin bestehen nun die wichtigsten Maßnahmen, um ein Fortschreiten einer Niereninsuffizienz zu verzögern oder im Idealfall zu verhindern? Die wichtigsten Punkte sind:

1. Einstellung des Blutdrucks auf weitgehend normale Werte
2. Bestmögliche Einstellung eines Diabetes mellitus
3. Einsatz moderner Medikamente, welche die Nierenfunktion günstig beeinflussen können
4. Rauchstopp
5. Körperlich fit bleiben
6. Gesund essen
7. Ausreichende Trinkmengen
8. Vermeiden nierenschädigender Medikamente

Befindet sich ein Patient im Stadium 3 einer chronischen Niereninsuffizienz, d.h., er weist ein erhöhtes Kreatinin und einen erhöhten Harnstoff im Blut auf und/oder es besteht eine deutliche Eiweißausscheidung im Harn, so muss unbedingt ein Facharzt für Nierenheilkunde (Nephrologe) konsultiert werden (siehe auch www.nephrologie.at).

Was bedeutet Blutwäsche oder Dialyse eigentlich und wer benötigt diese?

Ist ein Patient mit chronischer Niereninsuffizienz im Stadium 5 angelangt und es bestehen nur mehr ca. 10 bis 15 % der Nierenfunktion, so muss an eine baldige Nierenersatztherapie gedacht werden. Idealerweise werden Patienten spätestens bei ca. 20 % Nierenfunktion bereits aufgeklärt, welche Form der Nierenersatztherapie für sie im individuellen Fall die ideale ist.

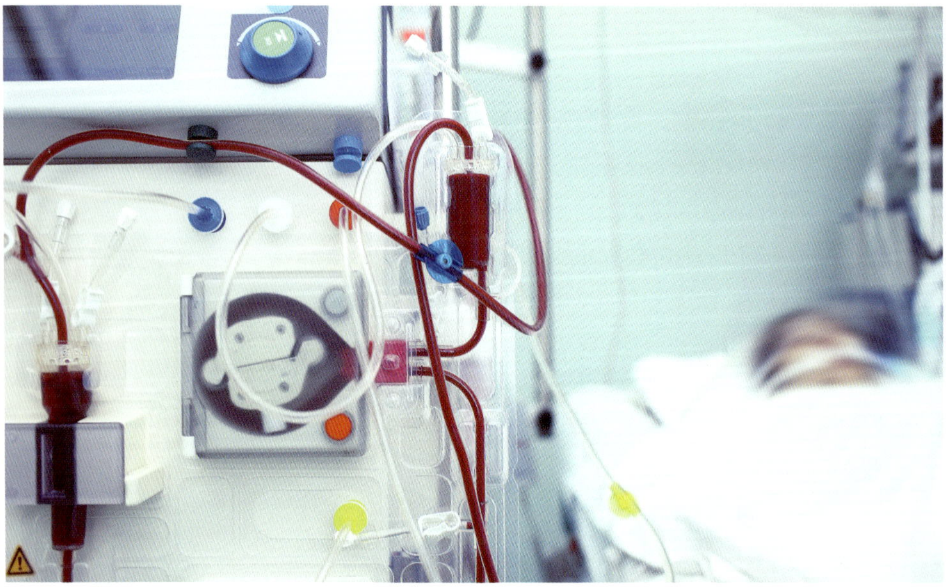

Prinzipiell gibt es für Patienten mit der Notwendigkeit einer Nierenersatztherapie drei Möglichkeiten:

1. Nierentransplantation
2. Hämodialyse oder Blutwäsche
3. Peritoneal- oder Bauchfelldialyse

Von allen diesen Möglichkeiten ist hinsichtlich der Lebensqualität und Lebenserwartung die Nierentransplantation die optimale Form einer Nierenersatztherapie. Im Idealfall kann sie sogar vor Einleitung einer Hämo- oder Peritonealdialyse durchgeführt werden, insbesondere, wenn es einen gesunden Lebendspender gibt, der eine Niere spenden kann und will. Voraussetzung für eine Nierentransplantation im Allgemeinen ist jedoch vor allem der entsprechende Zustand des Empfängers, d.h., es dürfen keine schwerwiegenden Krankheiten vorliegen, die eine Transplantation unmöglich machen (z.B. schwere Herzschwäche, Krebs, aktive Infektionen etc.) sowie ein nicht zu hohes Alter.

Ansonsten gilt es, eine Blutwäsche bei terminaler Niereninsuffizienz anzuvisieren, vor allem, wenn erste gravierende klinische Symptome zu den erhöhten Nierenwerten (siehe oben) hinzukommen.

Was passiert bei einer Blutwäsche oder Dialyse eigentlich?

Unter dem Begriff Dialyse versteht man ein Verfahren, das die Funktion der Nieren ersetzt, wenn diese nicht mehr ausreichend arbeiten, also eine Nierenersatztherapie. Mit einer Dialyse wird das Blut von überschüssigem Wasser sowie von Abfall- und Ausscheidungsprodukten befreit, die ansonsten zu lebensgefährlichen Vergiftungserscheinungen führen würden. Die Filterung des Blutes erfolgt dabei über eine Dialysemaschine, die als künstliche Niere fungiert. Der Blutkreislauf des

Patienten wird über ein spezielles Schlauchsystem mit diesem Gerät verbunden, das Blut wird hineingeleitet, mithilfe eines speziellen Filters (auch Dialysator) gereinigt und anschließend in den Blutkreislauf zurückgepumpt.

Die Blutfilterung funktioniert nach einem der Niere ähnlichen Prinzip: Das Blut fließt dabei durch zahlreiche Kapillaren aus einem speziellen Kunststoff, die von einer speziellen, hoch gereinigten Dialyseflüssigkeit (sogenanntes Dialysat) umgeben sind. Die Wände dieser Kapillaren sind wie teildurchlässige Filter aufgebaut, das heißt, sie sind für kleine Stoffe durchlässig, z.B. für Wasser, Elektrolyte, Zucker und andere kleinmolekulare Stoffe, für andere hingegen nicht (z.B. für rote und weiße Blutkörperchen, Bluteiweiß oder andere größere Stoffe, die im Blut verbleiben sollen).

Zwischen dem Blut und der Dialyseflüssigkeit findet dann ein Stoffaustausch bzw. Transport statt. Dafür sind zwei treibende Kräfte verantwortlich:

- Einerseits gibt es einen Unterschied in der Konzentration bestimmter Substanzen zwischen den beiden Flüssigkeiten. Stoffe, die aus dem Blut herausgefiltert werden sollen, sind in der Dialyseflüssigkeit nicht bzw. in geringerer Menge enthalten; nach dem Prinzip der Diffusion „wandern“ diese Stoffe daher aus dem Blut hinaus. Umgekehrt ist die Konzentration von Stoffen, die dem Blut zugeführt werden sollen, wie z.B. Nährstoffe, in der Dialyseflüssigkeit höher; diese Stoffe „wandern“ daher ins Blut hinein.
- Die zweite treibende Kraft ist ein Überdruck im Blutkreislauf, welcher dazu führt, dass mit Flüssigkeit auch überschüssige Substanzen aus dem Blut entfernt werden können.

So werden ausreichend Abfallprodukte aus dem Blut „gewaschen“, die Konzentration von Wasser und Elektrolyten wird ausgeglichen und an-

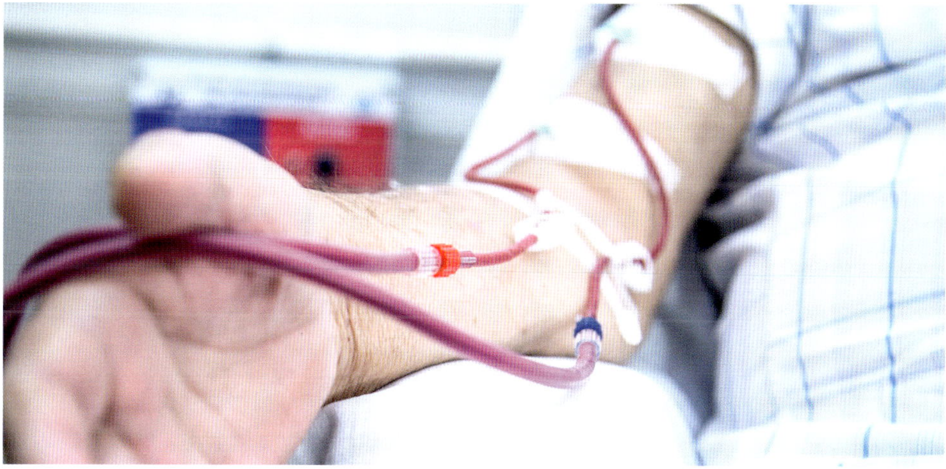

dere Substanzen, wie z.B. Natrium, Kalium, Zucker etc., werden je nach Bedarf dem Blut zugeführt. Das nun gereinigte Blut fließt schließlich über einen Schlauch in den Kreislauf des Patienten zurück. Bei jeder Sitzung wird das gesamte Blutvolumen etwa 15-mal durch das Dialysegerät gepumpt. Die Hämodialysebehandlungen finden in der Regel dreimal pro Woche in speziellen Dialysezentren statt und dauern jeweils rund ca. vier Stunden. Unter bestimmten Voraussetzungen und Ausnahmefällen kann eine Hämodialyse auch zu Hause stattfinden.

Bei der Peritoneal- oder Bauchfelldialyse hingegen wird die zarte, aber gut durchblutete Haut des Bauchfells, welche die Gedärme des Magen-Darm-Trakts überzieht, als Membran benutzt, an der die Entgiftung stattfindet. Dazu muss über einen speziellen Katheter (Tenckhoff-Katheter), der im Unterbauch implantiert wird und der den Zugang zum Bauchfell ermöglicht, eine spezielle Lösung eingefüllt werden, welche die Entgiftung nach einer gewissen Verweilzeit im Bauchraum ermöglicht.

Damit eine Hämodialyse effektiv durchgeführt werden kann, muss also eine beträchtliche Menge Blut in eine Dialysemaschine hineinbefördert werden, damit dieses Blut gewaschen wieder zurück in den Körper des

Patienten gelangen kann. Dazu benötigt man als Gefäßzugang entweder einen Kunststoffkatheter oder einen sogenannten Shunt. Während man nach Implantation eines Dialysekatheters sofort mit einer Dialyse beginnen kann, benötigt man für die erste Dialyse über einen Shunt in der Regel meist mehrere Wochen, es sei denn, der Shunt ist auch aus Kunststoff gefertigt. In der Regel ist ein Shunt immer einem Katheter vorzuziehen, da Kunststoffkatheter infektionsanfällig sind und nicht wie Shunts über mehrere Jahre verwendet werden können.

Welche Formen der Gefäßzugänge für eine Blutwäsche gibt es?

Was ist ein Shunt?

Ein Shunt ist prinzipiell eine Verbindung zwischen Arterie und Vene (auch arteriovenöse Fistel genannt), also eine Art Kurzschluss, damit sich eine dünnwandige Vene durch den starken Blutfluss des arteriellen Blutflusses zu einem stärkeren Gefäß entwickeln kann, welches für die Dialyse dann leichter zu punktieren ist. Diese Vene wird nach der Operation (wird durch einen Gefäßchirurgen angelegt) mit der Zeit immer dicker und ist dann unter der Haut deutlich sicht- und tastbar. Durch die Aufdehnung verdickt sich auch

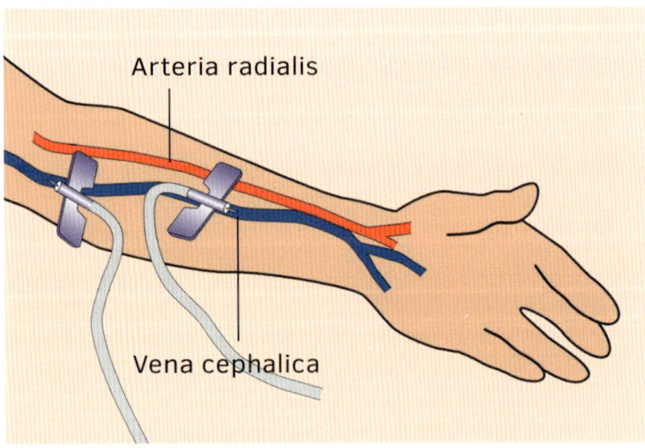

Cimino-Shunt

„Angestochene" Fistel zwischen A. radialis und V. cephalica (hier: Seit-zu-Seit-Anastomose)

die Venenwand. Insgesamt bewirkt der Shunt, dass die Vene leicht auffindbar ist und häufige Punktionen über einen längeren Zeitraum gut aushält. Anfangs kann das Anstechen etwas schmerzhaft sein (wie etwa bei einer Blutabnahme), mit der Zeit wird die Punktionsstelle jedoch schmerzunempfindlicher.

Bei der ersten Anlage eines solchen Shunts im Rahmen einer kleinen Operation wird in der Regel die nicht dominierende Hand benutzt, also zumeist der linke Unterarm. Da die originale Methode von u.a. Dr. James Cimino beschrieben wurde, spricht man deshalb kurz auch vom Cimino-Shunt. Natürlich können auch weitere Venen und Arterien von sowohl Unter- als auch Oberarm zu einer Shuntbildung verwendet werden, in seltenen Fällen können Shunts auch an den unteren Extremitäten geschaffen werden. Letztlich ist dann ein entwickelter Shunt, mit dem eine Dialyse erfolgreich durchgeführt werden kann, die „Lebensader" des Patienten und bedarf deshalb sorgsamer Beobachtung, Pflege und Punktion durch erfahrenes Dialysepersonal. Es kann nicht oft genug betont werden, dass die Anlage eines Shunts im Idealfall rechtzeitig geplant werden sollte, damit dieser auch Zeit hat, sich über mehrere Wochen zu entwickeln und optimal auszureifen. Patienten können diese Entwicklung durch Gefäß- oder Venentraining (z.B. durch Drücken eines Kunststoffballs) positiv unterstützen. Ein optimaler Dialyseshunt ist die zentrale Basis für eine erfolgreiche Dialysetherapie!

Dialysepatienten können ihren Shuntarm im Alltag für tägliche Verrichtungen ungehindert benutzen, außer es bestehen Verletzungsmöglichkeiten mit der Gefahr einer Shuntblutung. Patienten sollen selbst regelmäßig auf ihren Shunt und seine Funktion achten, etwa durch Abtasten, ob er „rauscht" oder ob er irgendwelche Besonderheiten aufweist („Rötungen, Verhärtungen etc.).

Die nötige Operation, um einen Shunt herzustellen, ist in der Regel ein kleiner Eingriff, dieser kann zuweilen auch in Lokalanästhesie durchgeführt werden. Ist ein Shunt erfolgreich entwickelt und wird dieser professionell benutzt, so kann er über viele Jahre benutzt werden. Natürlich kann es aber auch zu Komplikationen kommen. Dazu zählen Shunts, die sich von Anfang an schlecht oder gar nicht entwickeln, weiters Verengungen, die dann gedehnt werden müssen, wie auch Erweiterungen (sog. Aneurysmen), die wiederum auch chirurgisch verengt werden können, damit der Shunt nicht zu groß wird. Letztlich kann es auch zu Blutgerinnseln kommen („Shuntthrombosen"), welche den Durchfluss blockieren und deshalb an einem Spezialzentrum entfernt werden müssen. Selten kann es auch zu Infektionen des Shunts kommen, die in der Regel sehr gut mit Antibiotika therapiert werden können. Nach einer erfolgreichen Dialysetherapie und Entfernung der Shuntnadeln muss das Blutgefäß wie bei einer Blutabnahme für einige Minuten abgedrückt werden, damit es zu einer raschen Blutstillung kommt.

In einigen Fällen kann auch ein Kunststoffshunt zum Einsatz kommen. Wenn man keinen nativen Shunt oder eine Fistel mehr anlegen kann, da keine ausreichend guten Blutgefäße mehr zur Verfügung stehen, können Arterie und Vene chirurgisch auch durch einen Kunststoffschlauch verbunden werden. Der Vorteil besteht darin, dass ein solcher Kunststoffshunt sofort benutzt werden kann, jedoch besteht danach sowohl eine erhöhte Infektionsgefahr als auch eine geringere Wahrscheinlichkeit, dass dieser über viele Jahre einwandfrei funktioniert. Deshalb sollte primär als optimaler Dialysezugang immer ein nativer Shunt rechtzeitig angestrebt werden.

Katheter

Dialysekatheter werden in der Regel über die rechte oder linke obere Hohlvene bis zum rechten Vorhof des Herzens angelegt und gelten nur als temporäre Lösung. Prinzipiell gibt es Hämofiltrationskatheter, die man nur wenige Wochen benutzen sollte, wie auch permanente Kathe-

ZENTRALVENENKATHETER (AUCH SHALDON-KATHETER GENANNT) – ZUGANGSWEGE

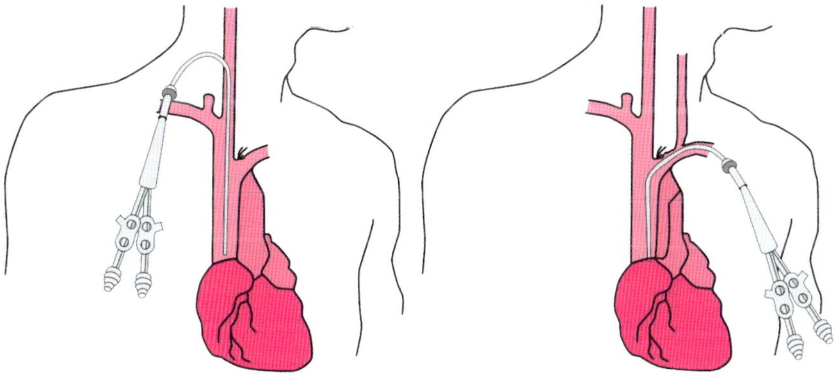

Jugularis-Katheter rechts Subclavia-Katheter links

ter, die über mehrere Monate, in seltenen Fällen, wenn die Anlage eines Shunts nicht mehr möglich ist oder bei schwerer Herzschwäche, auch über einige Jahre benutzt werden können. Da Kunststoff rasch mit Bakterien besiedelt werden und damit potentiell einen Patienten durch eine Blutinfektion ernsthaft gefährden kann, kommen Dialysekatheter im Idealfall gar nicht oder zumindest nur für kurze Zeit zum Einsatz. Dies gelingt vor allem durch rechtzeitige Planung des Dialysezugangs. Ist ein Dialysekatheter unvermeidbar, weil z.B. rasch andialysiert werden muss, so muss ein solcher Katheter danach mit höchster Sorgfalt gepflegt werden, dieser darf auch nicht für Infusionstherapien oder Blutabnahmen außerhalb der Dialysebehandlungen verwendet werden.

Peritoneal- oder Bauchfelldialyse

Die Peritonealdialyse funktioniert nach dem gleichen Prinzip wie eine Hämodialyse, bei den Abläufen bestehen jedoch große Unterschiede. Bei der Peritonealdialyse wird kein Dialysegerät zur Filterung des Blutes verwendet, sondern es wird das Bauchfell (Peritoneum) des Patienten als eine Art biologischer Filter eingesetzt. Das Bauchfell ist eine dünne Haut, welche die freie Bauchhöhle auskleidet.

Bei der Peritonealdialyse wird eine spezielle Dialyseflüssigkeit in die Bauchhöhle geleitet. Da das Bauchfell zahlreiche Blutgefäße enthält, funktioniert es wie eine Grenzschicht zwischen dem Blut und der Dialyseflüssigkeit; einige Stoffe können durch das Bauchfell hindurchtreten, andere nicht (semipermeable Membran), wodurch wie bei der Blutwäsche Stoffe ausgetauscht werden können. Das Bauchfell ist im Vergleich zu dem Filter bei der Hämodialyse auch für etwas größere Moleküle (z.B. Proteine) durchlässig. Der Proteinverlust muss mit der Ernährung wieder ausgeglichen werden. Bei der Peritonealdialyse wird dem Kreislauf kein Blut entnommen, die Giftstoffe und das überschüssige Wasser werden dem Kreislauf langsamer und kontinuierlicher entzogen als bei der Hämodialyse. Sie ist daher für das Herz-Kreislauf-System schonender als die Hämodialyse. Da das Verfahren nicht so effizient ist wie die Hämodialyse, muss die Behandlung täglich durchgeführt werden. Zudem müssen einige Voraussetzungen mitgebracht werden, um eine Peritonealdialyse durchführen zu können: So müssen Patienten über ausreichenden Restharn verfügen, sie sollten keine wesentlichen Voroperationen am Bauch gehabt haben und ausreichend selbstständig sein, da diese Therapie im Gegensatz zur Hämodialyse vorwiegend zu Hause durchgeführt wird.

Medikamentöse Begleittherapie

Wenn die Nieren bei einer terminalen Niereninsuffizienz nicht mehr ausreichend funktionieren, müssen neben der Entgiftung und der Regulation des Körperwassers durch die Dialysemaschine auch alle anderen Funktionen ersetzt werden. Damit erhalten Dialysepatienten regelmäßig

Erythropoetin zur ausreichenden Bildung roter Blutkörperchen, Vitamin D sowie Phosphataufnahmehemmer mit der Nahrung, da durch die fehlende Phosphatausscheidung über den Harn sonst zu viel Phosphat im Körper akkumulieren würde. Dies würde letztlich gemeinsam mit Kalzium zu verstärkten Gefäßverkalkungen führen. In aller Regel leiden die meisten Patienten mit Nierenschwäche an einem erhöhten Blutdruck, sodass v.a. bei Dialysepatienten oft mit verschiedenen Blutdruckmitteln gearbeitet werden muss.

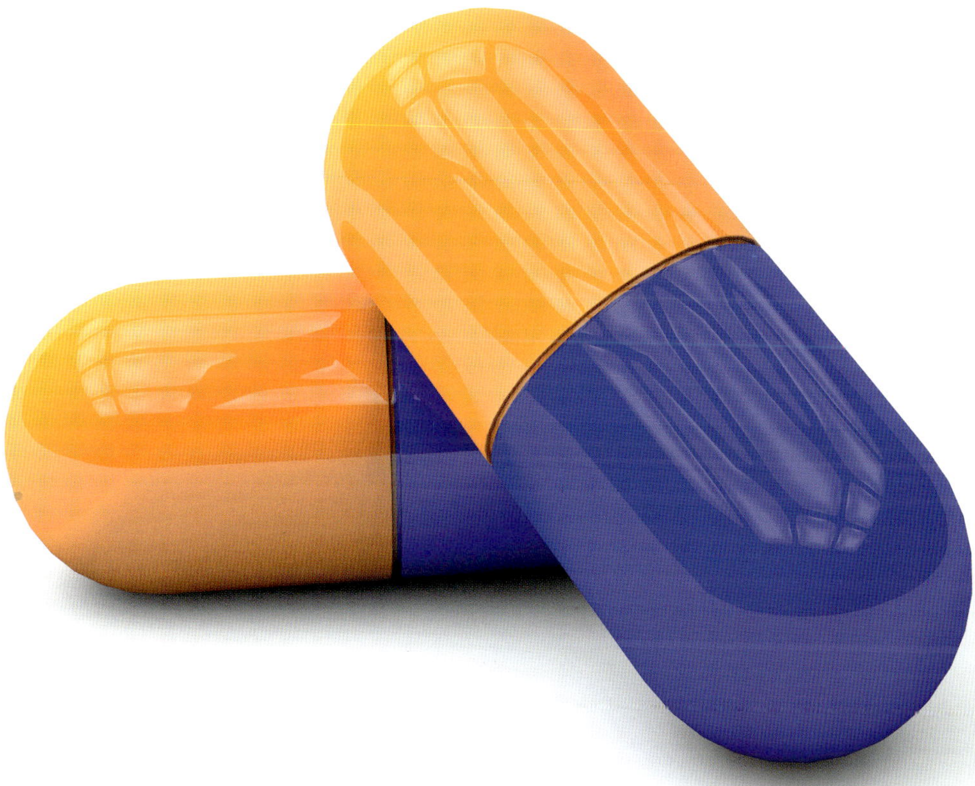

AUFBAU DER VENEN UND PATHOMECHANISMUS DER VARIKOSE

Unter Varizen verstehen wir sowohl umgangssprachlich als auch im medizinischen Jargon normalerweise krankhaft veränderte, in der Regel mit freiem Auge erkennbare oberflächliche Beinvenen. Zwar ist die Ausbildung von Varizen prinzipiell an allen anderen Körperteilen möglich, aber tatsächlich sehr selten. Gelegentlich zeigen sich aufgrund komplexer Krankheitsprozesse am Gefäßsystem oder auch an inneren Organen Krampfadern an anderen Regionen. Nur beispielhaft seien hier venöse Veränderungen an der Speiseröhre (Ösophagusvarizen bei Lebererkrankungen), an den inneren Geschlechtsorganen (Varicocele) oder an der Brustwand (Umgehungskreislauf bei Thrombosen der Armvenen) erwähnt.

Um die Entwicklung einer Varikose bzw. eines Krampfadernleidens an den Beinen zu verstehen, ist es wichtig, einige Grundlagen zum Aufbau und zur Funktion von Blutgefäßen zu kennen. Das Blutgefäßsystem des Menschen besteht aus einem arteriellen Teil (Schlagadern) und einem venösen Schenkel (Drainage). Den Übergang zwischen den kleinsten Gefäßen beider Teile bilden Kapillaren. Aus dem linken Herzen wird das sauerstoffreiche Blut über die Arterien bis in die Kapillaren gepresst, wo der Gasaustausch ins Körpergewebe erfolgt. Das venöse Gefäßsystem hat dann die Aufgabe, das sauerstoffarme und kohlendioxidreiche Blut aus dem Gewebe zu sammeln und zum rechten Herzen zurückzuführen. Von dort wird es durch die Lunge gepumpt, wieder mit Sauerstoff angereichert und zurück in das linke Herz transportiert. Während in Schlagadern als Folge der Herzpumpleistung ein relativ hoher Druck besteht, der das Blut auch mühelos gegen die Schwerkraft transportieren kann, besteht in den Venen ein wesentlich geringerer Druck. Das arterielle System ist dementsprechend dickwandiger, starrer und enthält relativ konstant nur circa 15 % des gesamten Blutvolumens. Im Gegensatz dazu befinden sich etwa 85 % der zirkulierenden Blutmenge im venösen System. Dieses ist sehr dünnwandig und insgesamt um ein Vielfaches elastischer als das arterielle System. Zwar sind sowohl Venen- als auch Arterienwände dreischichtig aufgebaut, jedoch ist die mittlere, muskuläre Schicht im Venensystem nur sehr zart ausgeprägt. Das ermöglicht eben eine ausgeprägte Dehnbarkeit, womit Schwankungen des Blutvolumens praktisch ausschließlich im venösen System ausgeglichen werden. Trotz niedrigen Systemdrucks und entgegengesetzter physikalischer Kräfte in der unteren Körperhälfte (Schwerkraft, Bauchinnendruck) müssen die Beinvenen aber ihre Aufgabe als Sammelgefäße erfüllen und das Blut zurück zum Herzen transportieren. Das gelingt einerseits durch Venenklappen, die wie ein Rückschlagventil verhindern, dass sich der Blutfluss im Gefäß umkehrt. Andererseits treiben Druckschwankungen außerhalb der Gefäße den venösen Blutfluss an. So können vor allem das Sprunggelenk und die Muskeln am Unterschenkel den venösen Rückstrom an den Beinen ankurbeln. Außerdem unterstützen die atmungsabhängigen Druckschwankungen im Brustraum den Rückfluss.

Das Beinvenensystem ist in Form einer oberflächlichen Ebene, die sich im Unterhautgewebe, also zwischen Haut und Muskulatur, befindet und einer tiefen Ebene, die innerhalb der Muskelhüllen (Faszien) verläuft, angelegt. Die beiden Systeme sind durch zahlreiche, die Faszien durchlaufende Querverbindungen (Perforansvenen) strickleiterartig miteinander verbunden. Die Venen der unteren Extremitäten sind aufgrund der menschlichen Entwicklung zum „Leben auf zwei Beinen" besonderer Belastung ausgesetzt, das heißt, sie sind vor allem durch die Schwerkraft besonders belastet. Deshalb enthalten die Beinvenen im Abstand von einigen Zentimetern zahlreiche Klappen, deren Anzahl von der Leiste nach unten zunimmt. Genau an dieser Stelle liegt auch der größte Schwachpunkt des Venensystems. Sind diese Venenklappen genetisch bedingt, also bereits von Geburt an, etwas schwächer ausgebildet oder werden sie durch Erkrankungen wie Thrombosen geschädigt, kommt es zu einer Funktionseinschränkung. Auch äußere Einflüsse wie

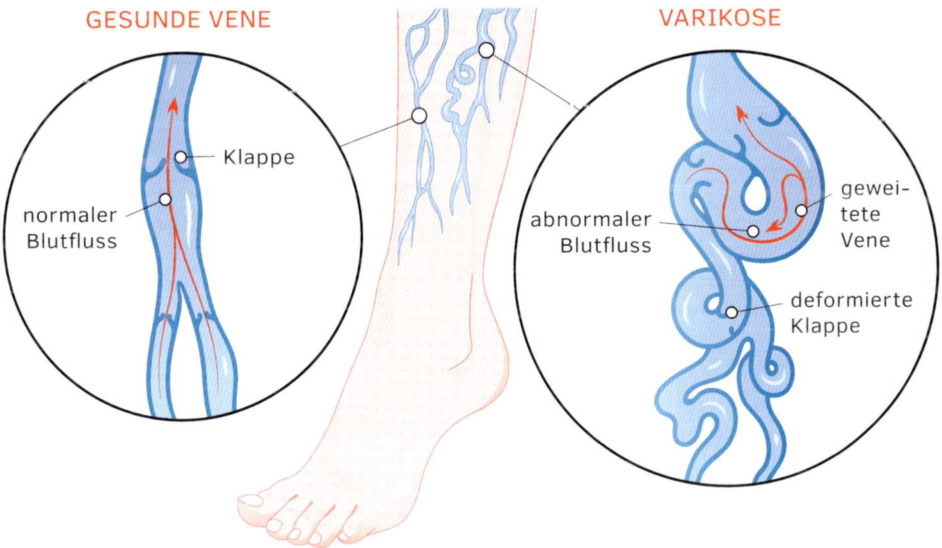

Übergewicht können zu einer chronischen Überlastung des Klappenapparates und damit zu einer Schlussschwäche (Insuffizienz) der Klappe führen. Vor allem im Stehen oder bei besonderen körperlichen Belastungen kommt es dann zu einem teilweisen Rückstrom der Blutsäule und einer krankhaften volumsbedingten Drucksteigerung im venösen System. Das wiederum verursacht im Laufe der Zeit eine Ausweitung der äußerst dehnbaren Venenwand, womit die Klappen den Rückfluss noch weniger verhindern können und die Belastung der Gefäßwand weiter zunimmt. Dieser Negativkreislauf macht sich zunächst meist in Form von Aussackungen und Schlängelungen an den oberflächlichen Venen bemerkbar, wo im Vergleich zum tiefen System ein niedrigerer Widerstand durch das umliegende Gewebe vorherrscht. Solcherart krankhaft veränderte venöse Gefäße werden nun als Krampfadern (abgeleitet vom althochdeutschen „krimpfan“ = krümmen) oder Varizen (lateinisch varix = Krampfader) bezeichnet und sind hinweisend auf den Beginn eines Krankheitsprozesses, der individuell extrem variabel verlaufen kann.

Unterteilung der Varikose

Als Krampfadern werden also krankhaft erweiterte oberflächliche Venen mit beeinträchtigter Funktion bezeichnet. Nach ursächlichen Gesichtspunkten unterscheidet man eine primäre und sekundäre Varikose. Unter primären Varizen versteht man krankhafte Venenveränderungen, die vom betroffenen Gefäßabschnitt selbst ausgehen. Sekundäre Varizen entstehen durch die Überlastung eines eigentlich gesunden und funktionsfähigen Venensystems. Daneben ist auch eine anatomische Einteilung gebräuchlich, wo je nach betroffenem Abschnitt des Venensystems folgende Formen der Varikose unterschieden werden:

- **Stammvarikose:** Dabei sind die Hauptgefäße betroffen. Die sogenannte „große und kleine Rosenvene" sind als oberflächliche Stammvenen für den Abtransport des venösen Blutes aus der Haut und dem Unterhautgewebe letztverantwortlich. Dabei verläuft die große Rosenvene (Vena saphena magna) vom Innenknöchel über die Innenseite des Unterschenkels und Oberschenkels bis in die Leiste, wo sie

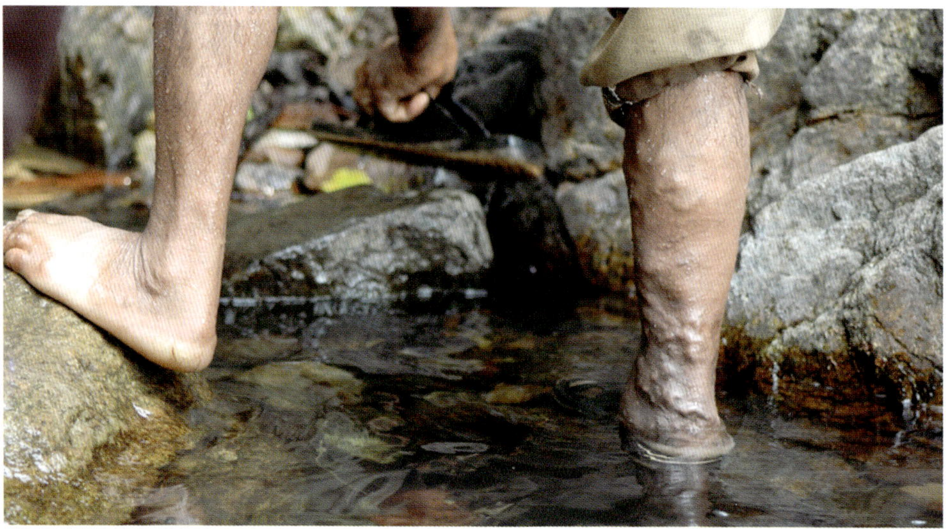

endet bzw. in die tiefe Beckenvene (Vena femoralis) einmündet. Die kleine Rosenvene (Vena saphena parva) zieht vom Außenknöchel an der Hinterseite des Unterschenkels bis zur Kniekehle, wo sie in die tiefe Beinvene (Vena poplitea) einmündet. Im Bereich der Mündung der Stammvenen befindet sich auch immer eine Venenklappe, deren Funktionstüchtigkeit von zentraler Bedeutung ist. Bei einer Insuffizienz dieser Klappe wird der Druck auf die darunterliegenden Klappen entsprechend größer, wodurch auch diese nicht mehr vollständig schließen können. Daraus resultiert wiederum eine stufenweise Verlängerung der zurückdrängenden Blutsäule, was zu einer konsekutiven Ausweitung des Gefäßes führt. Variköse Veränderungen an den Stammvenen betreffen wesentlich häufiger die große Rosenvene, wo sich entweder nur streckenweise oder auch im gesamten im Verlauf des Gefäßes punktuelle oder längerstreckige Auftreibungen und Verkrümmungen sowie Schlängelungen entwickeln. Die kleine Rosenvene ist vor derartigen Veränderungen durch ihre Nähe zur Muskelhülle und damit strafferen Fixierung besser geschützt, aber auch eine sogenannte Parvavarikose ist keine Seltenheit. Aufgrund des Kalibers der Stammvenen kommt es zu einem Rückstrom größerer und damit auch für Seitenastvenen belastender Blutvolumina. Aus diesem Grund hat die Stammvarikose in den meisten Fällen einen hohen Krankheitswert.

- **Seitenastvarikose:** Neben den oben angeführten beiden Hauptvenen bilden zahllose kleinere und größere Venen im oberflächlichen System ein dichtes Netzwerk. Wie an den Stammvenen, so kann es auch in Seitenästen durch eine primäre Klappenschwäche oder durch einen krankhaften Blutrückfluss aus einem nachgeschalteten Segment zu einer Überlastung und damit pathologischen Veränderung kommen. Die Ausprägung von Seitenastvarizen und damit verbunden auch ihr Krankheitswert kann dabei enorm schwanken. Sie reicht von kleinsten, kaum wahrnehmbaren Hautkrampfäderchen (retikuläre Varizen), die nur optisch stören, bis hin zu langstreckigen daumendicken und massiv geschlängelten Gefäßen, die dann meist mit einer Stammvarikose kombiniert auftreten und ein beträchtliches Gesundheitsrisiko darstellen.

- **Perforansvarikose:** Die Perforansvenen verbinden, vergleichbar mit den Sprossen einer Strickleiter, das oberflächliche und tiefe Venensystem, wobei die Flussrichtung, wiederum durch Klappen kontrolliert, immer von der Oberfläche in die Tiefe gerichtet ist. Dabei durchbohren (perforieren) sie regelrecht die Muskelhülle. Zu einer Überlastung dieser kurzstreckigen Gefäße, deren Häufigkeit von unten nach oben und von innen nach außen abnimmt, kommt es aus denselben Gründen wie bei der Stamm- und Seitenastvarikose. Eine krankhafte Ausweitung der Perforansvenen stellt sich klinisch als tastbare Lücke oder auch knotige Aussackung in der Muskelhülle dar. Die Perforansvarikose ist meist mit einer Erkrankung der Stammvenen vergesellschaftet, der Krankheitswert einer relativ selten auftretenden isolierten Perforansinsuffizienz ist umstritten.
- **Besenreiservarikose:** Darunter versteht man die feinen, oft spinnengewebsartigen Ausweitungen der oberflächlichsten venösen Hautgefäße, die keine Klappen mehr enthalten. Eine Ausdehnung auf bis zu 2 mm entsteht entweder durch einen Rückfluss aus größeren Venen oder auch ohne erkennbaren Grund („anlagebedingt"). Die fallweise an einen Reisigbesen erinnernde Anordnung rötlicher bis violetter Äderchen kann an jeder beliebigen Stelle und in sehr variabler Dichte auftreten. Besonders häufig entstehen sie in der Knöchelregion, wo sie dann

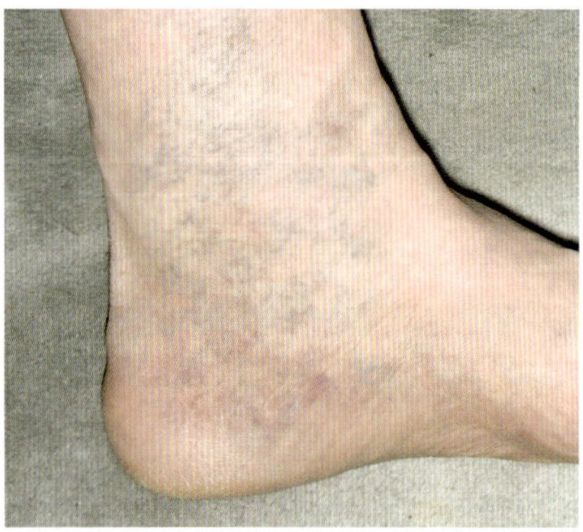
Besenreiser

auch auf eine zugrunde liegendene Funktionsstörung größerer Venen hinweisen. Oftmals sind Besenreiser allerdings ohne Krankheitswert, wenngleich sie individuell einen beträchtlichen kosmetischen Störfaktor darstellen können.

Mögliche Komplikationen

Die wohl wichtigste Frage, die sich bei bestehenden Krampfadern stellt, ist, ob es, abgesehen vom eventuell bestehenden kosmetischen Verbesserungswunsch, einen medizinischen Grund für eine Behandlung gibt. Um das zu beantworten, sollte man wissen, welchen Verlauf ein Krampfadernleiden unbehandelt nimmt und welche gesundheitlichen Risiken sich dabei ergeben. In der Regel entwickelt sich eine venöse Funktionseinschränkung sehr langsam und die daraus resultierenden klinischen Veränderungen und Beschwerden, die als chronisch-venöse Insuffizienz (CVI) bezeichnet werden, nehmen über Jahre bzw. im Laufe des Lebens mehr oder weniger kontinuierlich zu. Daneben muss man bei einem bestehenden Krampfadernleiden aber auch mit akuten Problemen rechnen, die in ihrer Häufigkeit mit dem Ausprägungsgrad der CVI zunehmen. Bei der CVI sollte man zwischen klinischen Veränderungen und subjektiven Beschwerden unterscheiden.

Der klinisch stadienhafte klassische Verlauf einer chronisch-venösen Insuffizienz beginnt mit dem Auftreten einzelner Varizen, oft auch mit Besenreisern insbesondere in der Knöchelregion. Die Ausbildung von weiteren und größeren Krampfadern kann dann langsam fortschreiten, wobei durch die zunehmende Volumsbelastung der Venen zunächst vermehrt Wasser ins Gewebe gepresst wird (Ödem). Dies manifestiert sich in Form einer belastungsabhängigen Schwellungsneigung vor allem im Bereich der Sprunggelenke. Bei einer Aggravierung des Krankheitsprozesses sind in Folge der zunehmenden Wassereinlagerung die Lymphgefäße, die als Drainagesystem das Gewebewasser zurück in den Kreislauf transportieren, ebenfalls überlastet und es kommt zu einer dauernden Schwellung des gesamten Unterschenkels. Zusätzlich werden aufgrund der abnormalen Druckverhältnisse auch rote Blutkörperchen in das Gewebe gepresst. Der Blutfarbstoff (Hämosiderin) führt dann zu den typischen bräunlichen Verfärbungen am Unterschenkel, die ein Indikator für ein doch schon weiter fortgeschrittenes Venenleiden sein können. Parallel dazu entsteht durch die Ödeme auch eine stauungsbedingte Entzündung der Haut und des Unterhautgewebes (Stauungsdermatitis). Chronifizieren nun auch diese Veränderungen, kommt es zu einem narbenartigen Umbau der Haut und der darunterliegenden Weichteile (Dermatosklerose), wiederum vor allem in der Knöchelregion. Dort kann diese Sklerosierung sogar eine Bewegungseinschränkung im Sprunggelenk bis hin zur Gelenksversteifung verursachen. Die veränderte Haut ist außerdem verletzlicher oder kann sogar ohne äußere Einflüsse aufbrechen. Die so entstandene Wunde (Ulcus; Abbildung unten) kann auch durchaus großflächig sein, stellt eine Eintrittspforte für Infektionen dar und heilt nur sehr zögerlich oder überhaupt nicht mehr ab. Immerhin kommt es bei

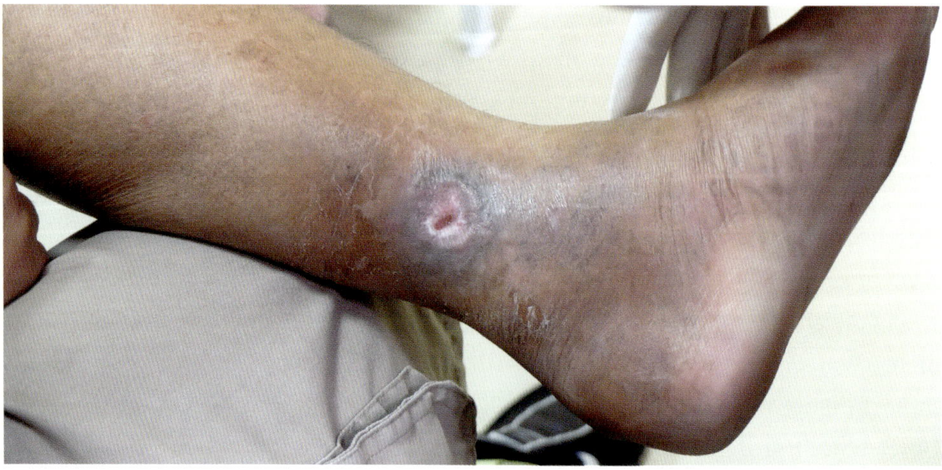

Ulcus

etwa 3 % aller Patienten mit einer Stammvarikose zu dieser Maximalausprägung der CVI, welche für die Betroffenen neben den körperlichen Beschwerden oftmals eine große Versorgungsproblematik darstellt.

Die subjektiven Beschwerden müssen nicht unbedingt mit dem klinischen Verlauf korrelieren. Die ersten spürbaren Zeichen einer venösen Funktionseinschränkung sind Missempfindungen an den Unterschenkeln wie Schweregefühl, schmerzhaftes Druck- oder Spannungsgefühl, Juckeiz oder Berührungsschmerz im Bereich der Krampfadern bzw. Hautveränderungen. Klassischerweise sind diese Beschwerden belastungsabhängig und nehmen im Laufe des Tages zu bzw. in Ruhe wieder ab. Die oft mit Krampfadern in Zusammenhang gebrachten nächtlichen Krämpfe sind dagegen kein typisches Symptom einer CVI. Bei einer fortgeschrittenen Funktionsstörung intensivieren sich diese Beschwerden und können auch in Ruhe fortbestehen. Daneben können eine ausgeprägte Dermatosklerose oder Ulcera fallweise kaum beherrschbare Schmerzen verursachen.

Neben diesem chronischen Krankheitsprozess kann es vor allem bei einem ausgeprägteren Krampfadernleiden aber auch zu akuten Problemen kommen. Dabei sind besonders zwei Krankheitsbilder hervorzuheben. Erstens sind besonders die Varizen am Unterschenkel gelegentlich so lokalisiert, dass sie bereits durch kleinere Traumen, die nicht einmal bemerkt werden, aufplatzen und durch den krankhaft erhöhten venösen Druck durchaus heftig bluten können. Hier sollte umgehend ein provisorischer Druckverband angelegt und das Bein hochgelagert werden. Damit kann in den allermeisten Fällen die Blutung rasch gestillt werden. Das zweite, wesentlich häufigere akute Problem, dass Menschen mit Krampfadern immer wieder trifft, sind Venenentzündungen. Sogenannte Phlebitiden können auch wiederholt auftreten. Durch die Verlangsamung der venösen Strömungsgeschwindigkeit in den Varizen und eventuell zusätzliche Risikofaktoren wie langes Sitzen kommt es zur Bildung eines venösen Blutgerinnsels (Thrombus), welches den Blutabfluss behindert. Wenn dadurch das Immunsystem aktiviert wird und eine entzündliche Reaktion zur Beseitigung des Thrombus beginnt, ist das Vollbild einer Venenentzündung entstanden. Die Betroffenen bemerken im Verlauf einer oder manchmal auch mehrerer Venen eine rasch auftretende, knotige bis strangförmige druckschmerzhafte Rötung und Schwellung oder Verhärtung. Da die tatsächliche Ausdehnung einer Phlebitis rein klinisch nicht sicher bestimmt werden kann, sollte immer eine fachärztliche Untersuchung samt bildgebender Diagnostik erfolgen. In Abhängigkeit von diesem Befund kann dann entschieden werden, ob eine konservative Therapie mit Cremen und Verbänden ausreicht oder eine medikamentöse (blutverdünnende) Therapie nötig ist.

Risikofaktoren

Die Entwicklung von Krampfadern ist zwar in den meisten Fällen eine genetisch determinierte Veranlagung, es gibt aber eine Reihe von Faktoren, die den Zeitpunkt des Auftretens und das Ausmaß der Ausprägung negativ beeinflussen können. Dazu zählen vor allem Belastungen des Venensystems durch unseren Lebensstil. Übergewicht, Bewegungsarmut besonders durch sitzende oder stehende Berufe oder auch übermäßiges Krafttraining können zu einer Überlastung der Venen führen und die Ausbildung von Varizen auslösen. Ähnliches geschieht oft auch im Rahmen einer Schwangerschaft sowie bei Thrombosen an den tiefen Venen.

Diagnostik

Vor der Durchführung apparativer Untersuchungen sollten in einem ausführlichen Gespräch die Krankengeschichte und die aktuellen Beschwerden der Betroffenen erhoben werden. Daneben ist auch immer eine klinische Untersuchung zur Grobeinschätzung der Venenproblematik sowie möglicher akuter oder chronischer Komplikationen wichtig. Dabei können Hinweise auf eventuell gleichzeitig bestehende Auffälligkeiten an den Arterien (Durchblutungsstörung) oder Lymphgefäßen (Lymphödem) gesammelt sowie zusätzliche neurologische Beschwerden (z.B. Polyneuropathie) oder orthopädische Probleme abgegrenzt werden. Anschließend ist für eine definitive Diagnose und nachfolgende Therapieempfehlung ein bildgebendes Untersuchungsverfahren unerlässlich. Dabei ist bereits seit vielen Jahren die Duplexsonografie absolut erste Wahl. Mit dieser für den Patienten nicht belastenden und nebenwirkungslosen Ultraschalluntersuchung kann ein sehr exaktes Bild des Venensystems erstellt werden. Außerdem ist durch akustische und farbcodierte Darstellung der Strömungsverhältnisse auch eine Einschätzung der Venenfunktion möglich. Weiters kann der Duplexultraschall auch zur Orientierung während bestimmter Behandlungsverfahren eingesetzt werden. Das in früheren Zeiten regelmäßig durchgeführte Kontrastmittelröntgen (Phlebografie) kommt bei der Abklärung von Beinvenenproblemen praktisch nicht mehr zum Einsatz. Für den Bereich der Beckenvenen, die mit dem Ultraschall schwieriger zu beurteilen sind als die Beinvenen, stehen Röntgenschnittbild- oder Magnetresonanzuntersuchungen mit Kontrastmitteleinsatz (CT- oder MR-Phlebografie) zur Verfügung. Schließlich sollten noch Funktionsuntersuchungen er-

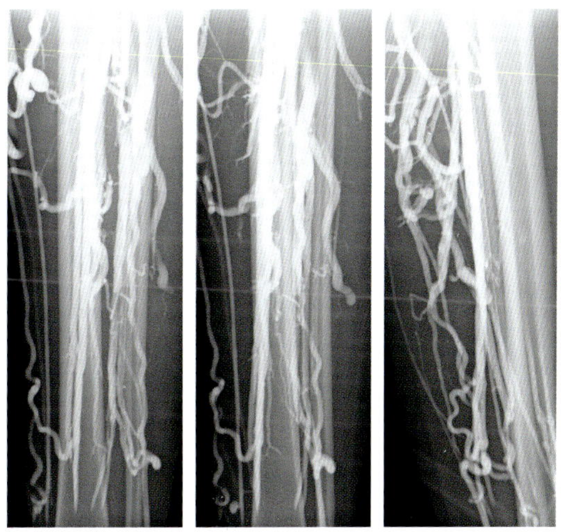

Röntgenbilder bei der Phlebografie

wähnt werden, die ergänzende Informationen bei speziellen Fragestellungen bringen. Dabei handelt es sich um sogenannte Plethysmografien. Über Lichtreflexionssonden oder auch Beinumfangsbestimmungen mittels sensibler Dehnungssensoren kann der Füllungszustand des venösen Systems gemessen werden, und es sind so Rückschlüsse auf die Drainagefunktion möglich. In Zusammenschau mit Ultraschallbefunden können plethysmografische Untersuchungen somit eine noch bessere Einschätzung der Venenfunktion ermöglichen.

Therapie

Eine Behandlung des Krampfadernleidens ist immer dann zu empfehlen, wenn die Betroffenen an venösen Beschwerden leiden oder durch die chronisch-venöse Insuffizienz Komplikationen drohen bzw. bereits aufgetreten sind. Daneben kann natürlich auch der Wunsch nach kosmetischer Verbesserung ein Grund sein, eine Therapie zu überlegen. Zur Behandlung des Krampfadernleidens steht eine Reihe konservativer, minimal-invasiver und invasiver Maßnahmen zur Verfügung. Während es für die konservativen Behandlungsformen (Medikamente, Kompressions- und Wundtherapie) praktisch keine Ausschlussgründe (Kontraindikationen) und kaum Risiken gibt, muss bei den minimal-invasiven Eingriffen (Verödungsbehandlung mit Nadel oder Katheter) sowie Operationen (Varizenstripping) eine besonders penible Nutzen-Risiko-Abwägung erfolgen. Wenngleich schwerwiegende Komplikationen und irreversible Schäden sehr selten sind, muss darauf hingewiesen werden, dass sie trotz fachgerechter und sorgfältiger Vorgehensweise nicht ausgeschlossen werden können. Jede Manipulation am Venensystem, unabhängig von der verwendeten Technik, kann potentiell zu Blutergüssen, Haut- und Unterhautgewebsirritationen sowie zu Venenentzündungen, tiefen Thrombosen und im Extremfall sogar Lungenembolien führen.

Auch lokale oder allgemeine allergische Reaktionen auf die verwendeten Medikamente oder Materialien sind möglich. Daneben sind eine Reihe von Kontraindikationen zu beachten. Von jeglichen invasiven Maßnahmen sollte bei Schwangeren prinzipiell Abstand genommen werden. Auch bei bereits durchgemachten Thrombosen oder Lungenembolien ist höchste Vorsicht geboten, insbesondere dann, wenn die Krampfadern als Ausweichstrecke für eine thrombotisch verschlossene tiefe Vene fungieren. Daneben schließen schwerwiegende internistische Erkrankungen sowie eine relevante arterielle Durchblutungsstörung an den Beinen ein invasives Vorgehen zumeist aus. Welche Therapie im Einzelfall zu bevorzugen ist, muss daher individuell entschieden werden. Es sollten jedenfalls alle möglichen Optionen ausführlich und verständlich mit einem Venenspezialisten besprochen werden. Nur so kann letztlich eine Therapieentscheidung getroffen werden, die sowohl von den Patienten als auch von den Behandlern mitgetragen werden kann und zufriedenstellende Ergebnisse liefert. In der folgenden Auflistung von Behandlungsoptionen sind alle gängigen bzw. schulmedizinisch etablierten Maßnahmen und Verfahren angeführt. Sie können alleine oder kombiniert angewandt werden.

Konservative Maßnahmen

Nicht medizinische Maßnahmen

Jeder Mensch kann durch Alltagsmaßnahmen sowie die Beachtung einiger Verhaltensempfehlungen das Risiko zur Entwicklung von Venenerkrankungen senken bzw. bestehende Venenbeschwerden abmildern. Dazu gehören Gewichtskontrolle, da jedes Kilo Körpergewicht mehr den Beinvenen die Arbeit erschwert. Auch regelmäßiges Gehen (z.B. statt kurzer Autofahrten oder Rolltreppenbenutzung), das Tragen flacher Schuhe (Absätze über 3 cm behindern die Venenmuskelpumpe) und das bequeme Hochlagern der Beine bei sitzender Position erleichtern dem Venensystem die Arbeit. Eine in diesem Zusammenhang oft angeführte plakative Empfehlung ist die 3S-3L-Regel: Lieber liegen und laufen, sitzen und stehen ist schlecht. Daneben ist natürlich auch die Ausübung einer Ausdauersportart wie Joggen, Schwimmen oder Radfahren empfehlenswert. Kraft- und Kampfsportarten haben durch hohe Belastungsspitzen eher negative Effekte auf die Venengesundheit. Auch die regelmäßige Durchführung von „Venengymnastik" kann hilfreich sein. Diese ist mit einem geringen Aufwand von 2 x 10 Minuten täglich durchführbar.

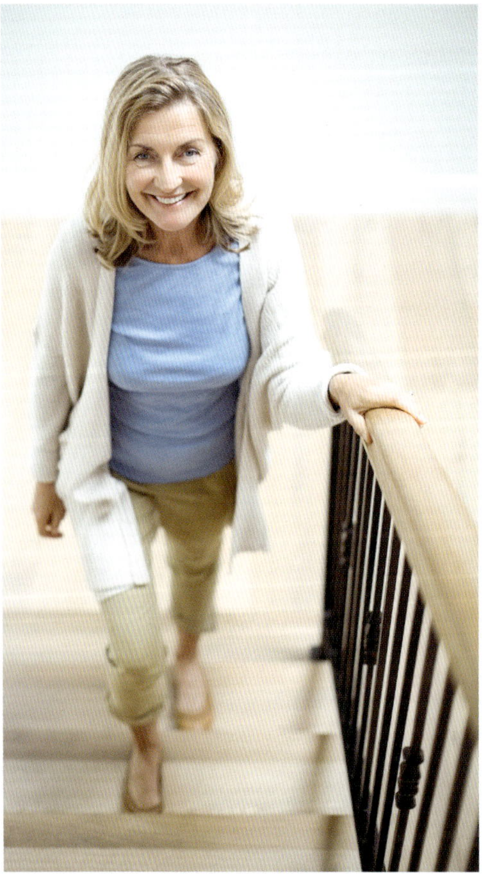

Sie dient vor allem zur Aktivierung des Sprunggelenks und der Wadenmuskelpumpe, die meisten Übungen werden in Rückenlage durchgeführt. Übungspläne sollte jeder Phlebologe für seine Patienten bereit haben. Ungünstig für das Beinvenensystem sind Temperaturen über 30 bis 35° C. Je nach Ausmaß der Venenerkrankung sollte deshalb häufige oder längere Wärmeanwendung (Sonnenbad, Vollbad, Sauna etc.) eher vermieden werden. Vor und nach einer derartigen Belastung ist jedenfalls das Abspülen der Beine mit kühlem Wasser von unten nach oben zu empfehlen. Wichtig ist, darauf hinzuweisen, dass die Empfehlung dieser Maßnahmen genauso wie die Verschreibung von Medikamenten in Abhängigkeit vom Ausmaß der Venenfunktionsstörung und von Begleiterkrankungen sowie von Alter und Allgemeinzustand des Betroffenen äußerst differenziert erfolgen muss.

Kompressionstherapie

Die Kompressionstherapie stellt eine relativ einfache und unmittelbar wirksame Behandlung einer Venenschwäche dar. Bereits in jahrhundertealten Abbildungen finden sich Darstellungen von Menschen mit Krampfadern und Venengeschwüren, denen Verbände angelegt werden. Der positive Einfluss dieser Basismaßnahme bei annähernd jeder Form von Venenproblemen ist aber natürlich auch in zahlreichen aktuellen wissenschaftlichen Studien belegt und kann nicht oft genug betont werden. Trotzdem ist von einer Selbstverordnung abzuraten, da es selten aber doch medizinische Ausschlussgründe für die Kompressionstherapie gibt, wie zum Beispiel eine gleichzeitig bestehende arterielle Durchblutungsstörung. Druck von außen hat am Venensystem folgende positive Einflüsse: Erstens verringert sich der Gefäßdurchmesser, wodurch die Venenklappen wieder besser schließen. Zweitens erhöht sich durch die Unterstützung der Gelenksmuskelpumpe, vor allem bei Bewegung, das aus den Unterschenkeln hochgepumpte Blutvolumen. Drittens nehmen Blutdruck und die -flussgeschwindigkeit in den Venen zu. Punkt eins und zwei vermindern den krankhaften venösen Rückfluss, Punkt drei vermindert das Risiko von Gerinnselbildung (Thrombose). In Abhängigkeit von den verwendeten Materialien kann die Kompressionstherapie durch den Patienten selbst oder entsprechend geschultes Personal durchgeführt werden. Stütz- und Kompressionsstrümpfe, welche mittels entsprechender Verordnung im Handel erhältlich sind, können die Betroffenen selbst an- und ausziehen. Da die Strümpfe aus einigermaßen elastischem Gewebe hergestellt werden und damit auch in Ruhestellung einen nennenswerten Druck erzeugen, sollten sie vor dem Zubettgehen abgelegt werden. Die Strümpfe müssen an Beinlänge und

-umfang angepasst werden. Bei außergewöhnlichen Beinformen, für die kein passender Strumpf „von der Stange“ gefunden werden kann, sollte eine Maßanfertigung erfolgen. Es sollte unbedingt beachtet werden, dass zum Zeitpunkt der Vermessung keine Schwellung besteht, da sonst der Strumpf im Zustand geringerer Schwellung nicht mehr passt bzw. nicht mehr den therapeutisch angestrebten Druck erzeugen kann. Wie hoch dieser angestrebte Kompressionsdruck sein soll, hängt von der zugrunde liegenden venösen Pathologie ab und ist vom betreuenden Arzt zu entscheiden. Prinzipiell werden vier Kompressionsklassen unterschieden, wobei Klasse 1 der mildesten Kompression entspricht. In den meisten Fällen wird Kompressionsklasse 2 oder vielleicht sogar 3 zu empfehlen sein. Die Klasse 4 mit sehr hohem Anpressdruck ist Ausnahmefällen vorbehalten. Hier stellt das Anziehen des Strumpfes oft eine unüberwindliche Hürde dar. Da auch bei niedrigeren Kompressionsklassen das Anlegen des Strumpfes Probleme machen kann, sollte beim Kauf auf eine diesbezügliche fachkompetente Beratung geachtet werden und even-

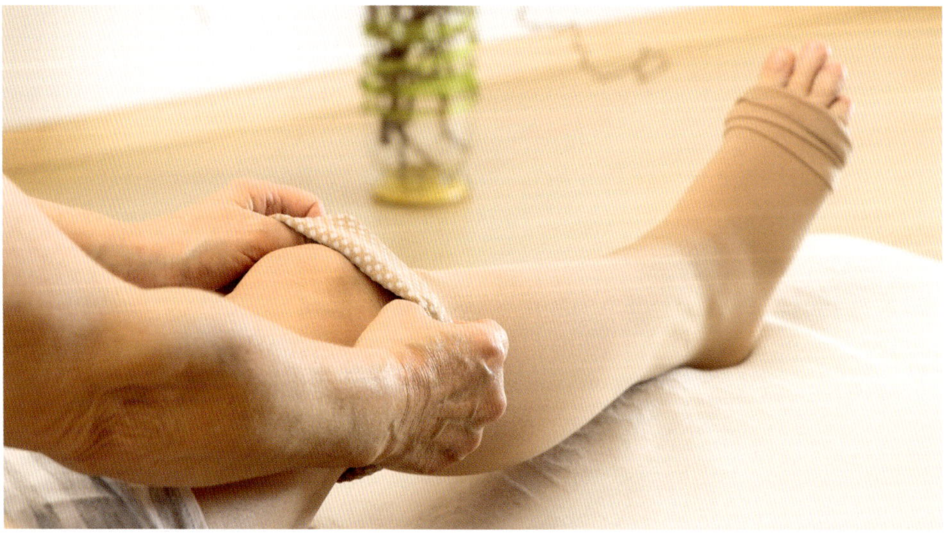

Anlegen eines Kompressionsstrumpfs

tuell eine sogenannte Anziehhilfe zusätzlich erworben werden. Ist ein Patient körperlich nicht mehr in der Lage, den Strumpf selbst an- oder auszuziehen, kann ein Fixverband angelegt werden, der dann perfekt der jeweiligen Beinform anmodelliert werden kann. Ein derartiger Kompressionsverband mit weniger elastischen Binden bis hin zu fast unelastischen Zinkleimbinden („Fischerverband") muss auch dann verwendet werden, wenn zusätzlich zur venösen Funktionsunterstützung Wunden zu versorgen sind oder Blutergüsse nach operativen Eingriffen am Venensystem verhindert werden sollen. Auch bei einer relevanten Schwellung, die sich über Nacht nicht mehr zurückbildet bzw. mit Strümpfen nicht kontrollierbar ist, sollten derartige Verbände verwendet werden, die dann bis zu einer Woche getragen werden können. Da es für das Anlegen eines derartigen Verbandes einiger Übung bedarf, muss hier das Bandagieren durch geschultes Personal erfolgen. Ein unsachgemäß angelegter Fixverband kann Schmerzen sowie gewebeschädigende Einschnürungen und Abschürfungen verursachen.

Medikamentöse Therapie

Im Vergleich zu vielen anderen Erkrankungen spielt beim Krampfadernleiden die medikamentöse Therapie eine untergeordnete Rolle. Man unterscheidet zwischen oral einzunehmenden Präparaten und solchen, die auf die Haut aufgetragen werden. Zur oralen Behandlung kommen praktisch ausschließlich Pflanzenextrakte zum Einsatz, die schwellungsvorbeugend oder abschwellend wirken. Vor allem in Kombination mit einer Kompressionstherapie kann eine Verringerung des krankhaft gesteigerten Wasseraustritts ins Gewebe erzielt werden. Verwendet werden dazu einerseits Saponine (z.B. Extrakte der Rosskastanie und des Ruscus)

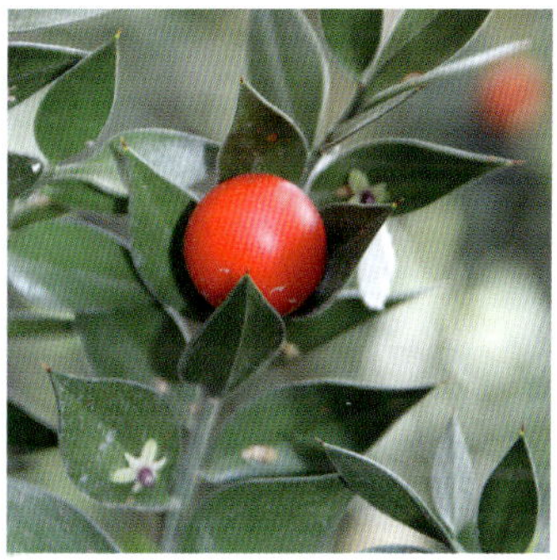
Mäusedorn (Ruscus)

sowie Benzopyrone, insbesondere sogenannte Flavonoide (z.B. im roten Weinlaub). Ein positiver Einfluss von zumeist heparinhaltigen Salben, Cremen, Gels oder Sprays auf die Venenfunktion ist umstritten. Durch den Massageeffekt beim Auftragen, die hautpflegende Wirkung der fettigeren Produkte oder die oberflächenkühlende Komponente der wasserreichen Präparate ist aber immerhin eine spürbare Linderung der krampfadernbedingten Beschwerden möglich.

Wundtherapie

Etwa 3 % aller Patienten mit einer relevanten venösen Funktionseinschränkung entwickeln einen schlecht oder gar nicht mehr heilenden Hautdefekt am Unterschenkel (Ulcus cruris). Ein solches Venengeschwür kann von einem kleinen, kaum bemerkten Hautdefekt ausgehend auch größere Dimensionen annehmen und dann eine massive Einschränkung der Lebensqualität bis hin zur sozialen Isolation bedeuten. Neben Schmerzen und einer ständigen Gefahr von Infektionen belastet die Patienten auch die aufwändige Wundversorgung. Je nach Ausprägung des Ulcus sind in der Regel mindestens ein- bis zweimal pro Woche, manchmal sogar täglich Besuche in Ordinationen oder Ambulanzen notwendig.

Bevor man sich auf die fachgerechte Versorgung dieser chronischen Wunden konzentriert, sollte mit den Patienten natürlich besprochen werden, ob und wann eine minimal-invasive oder invasive Behandlung des zugrunde liegenden Venenleidens und damit eine ursächliche Therapie möglich ist. In diesem Zusammenhang müssen relevante Begleiterkrankungen berücksichtigt und gegebenenfalls muss ein fachübergreifendes Behandlungskonzept erstellt werden. Exemplarisch sei hier angeführt, dass als häufigste zusätzliche Ursache eines Venengeschwürs eine arterielle Durchblutungsstörung in Frage kommt. In diesem Fall müsste ein gefäßchirurgisches Gutachten eingeholt werden, um die richtige Reihenfolge weiterer Therapieschritte zu bestimmen.

Mit einer adäquaten konservativen Behandlung, welche sich aus Wundversorgung und Kompressionstherapie zusammensetzt, können ca. zwei Drittel aller Geschwüre zur Abheilung gebracht werden. Oft sind dafür allerdings viele Wochen oder gar Monate nötig. Das Ziel der Wundversorgung ist es, in dieser Zeit auf der einen Seite Infektionen zu verhindern. Über Hautdefekte können vor allem Bakterien sehr leicht in das Gewebe eindringen und sich rasch vermehren. Durch eine Wunddesinfektion beim Verbandwechsel sowie antibakteriell wirksame Cremen bzw. Verbandmaterialien kann das Infektionsrisiko reduziert werden. Auf der anderen Seite soll die Wundtherapie die Abheilung beschleunigen und schmerzlindernd wirken. Dabei hat sich die Verwendung moderner Wundauflagen, die der jeweiligen Heilungsphase angepasst werden müssen, als Standard etabliert. Die Verordnung einer sogenannten phasengerechten Wundtherapie inklusive der dazugehörigen Kompressionsverbände ist Aufgabe des Arztes, wohingegen die Durchführung auch von geschultem Pflegepersonal bzw. Wundmanagern erledigt werden kann.

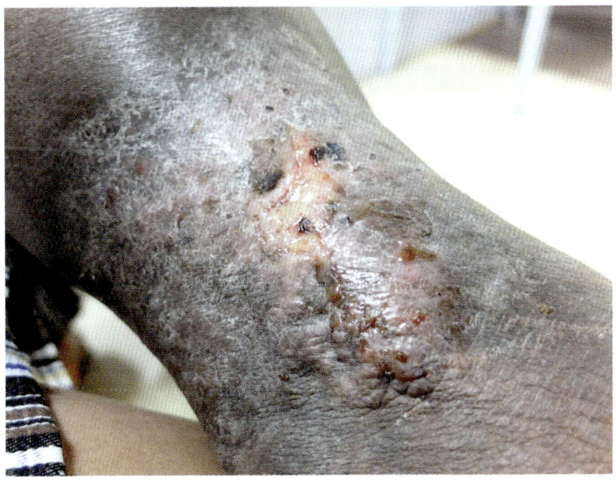

Fortgeschrittener Ulcus

Kommt es trotz aller kausaltherapeutischen Bemühungen und adäquater konservativer Maßnahmen zu keiner Abheilung, besteht schließlich noch die Möglichkeit der körpereigenen Hauttransplantation. Bei diesem operativen Eingriff wird zunächst der therapieresistente Defekt chirurgisch gereinigt, das heißt, nicht mehr vitales Gewebe wird großzügig abgetragen. Anschließend wird eine zehntel Millimeter dünne Hautschicht aus gesunden Hautarealen (in der Regel an der Vorderseite des Oberschenkels) mit einem hobelähnlichen Instrument abgetragen und damit der Defekt abgedeckt. Durch entsprechende Verbände kann die transplantierte Haut mit dem darunterliegenden Gewebe verwachsen und sich eine stabile Narbe bilden. Die Wunde am Oberschenkel heilt in der Regel sehr schnell spontan ab.

Minimal-invasive und operative Maßnahmen

Sklerotherapie (Sklerosierung, Verödung) von Besenreisern und kleinen Seitenastvarizen

Dabei handelt es sich um eine minimal-invasive Behandlung, die in den meisten Fällen zur Beseitigung optisch störender, kleinerer venöser Gefäße eingesetzt wird. Sie kann bei einem sonst gesunden Venensystem primär angewendet oder als Ergänzung bei der invasiven Behandlung größerer Krampfadern durchgeführt werden. Bei dieser Verödungstechnik wird mit einer sehr dünnen Nadel flüssiges oder mit Luft vermischtes bzw. geschäumtes Sklerosierungsmittel abschnittsweise in Besenreiser oder Seitenastvarizen eingespritzt. Dadurch kommt es in den darauffolgenden Tagen zu einem entzündlichen Verschluss der Krampfader, die durch die Unterbrechung des Blutflusses zusammenschrumpft, dann schön langsam vernarbt und schließlich nicht mehr sichtbar ist. Die Behandlung ist praktisch

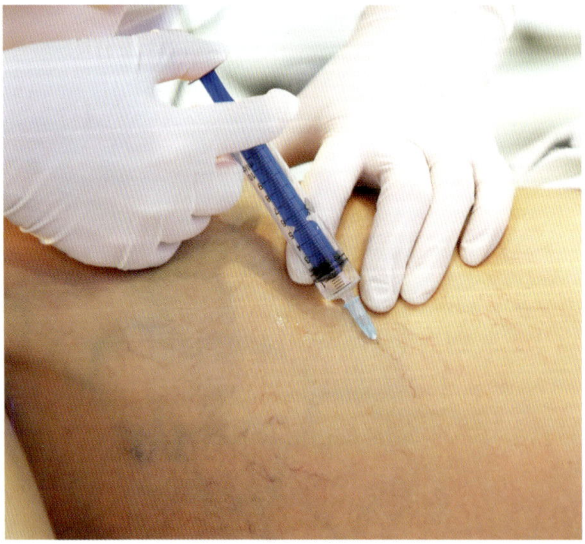

Einspritzen eines Sklerosierungsmittels

schmerzlos, jedoch sind oftmals mehrere Sitzungen bis zum Erreichen eines optimalen Ergebnisses notwendig. Das Tragen eines Kompressionsstrumpfes für einige Tage nach der Behandlung wird empfohlen. Komplikationen der Sklerotherapie sind häufig vorübergehende druckempfindliche Verhärtungen und Verfärbungen. Sehr selten kommt es auch zu kleinflächigen Haut- oder Unterhautgewebsschädigungen bis hin zu vernarbenden Defekten. Gelegentlich treten entzündliche Reaktionen bzw. Venenentzündungen auf, die über das Behandlungsareal hinausgehen, sowie – äußerst selten – tiefe Thrombosen. Deshalb sollten Patienten mit bereits abgelaufenen Venenentzündungen oder Thrombosen nur nach sorgfältiger Nutzen-Risiko-Abwägung behandelt werden.

Schaumsklerosierung von größeren Seitenast- und Stammvarizen

Diese minimal-invasive Therapieform hat prinzipiell die gleichen Einsatzgebiete wie die zuvor beschriebene Flüssigsklerosierung. Jedoch werden mit dieser Technik häufig auch Krampfadern behandelt, die nicht nur kosmetisch stören, sondern auch Krankheitswert haben. Vor allem bei Patienten, denen aus verschiedensten Gründen ein größerer Eingriff nicht mehr zugemutet werden kann oder die sich vor einer operativen Behandlung scheuen, kann so geholfen werden. Nicht möglich ist die Behandlung bei sehr dicken Krampfadern. Die Schaumsklerosierung basiert auf demselben Prinzip wie die Sklerosierung von Besenreisern mit flüssigem Verödungsmittel. Um die Wirkung des Verödungsmittels zu verbessern, wird die Flüssigkeit vor dem Einspritzen jedoch mit Luft (meist im Verhältnis 1:4) vermischt, bis ein Schaum von der Konsistenz eines Rasierschaumes entsteht. Dieser haftet besser und länger an der Wand des behandelten Gefäßes, sodass damit auch kräftigere Krampfadern verschlossen werden können. Um das Risiko der Fehlinjektion größerer Schaummengen zu verhindern und um tieferliegende krank-

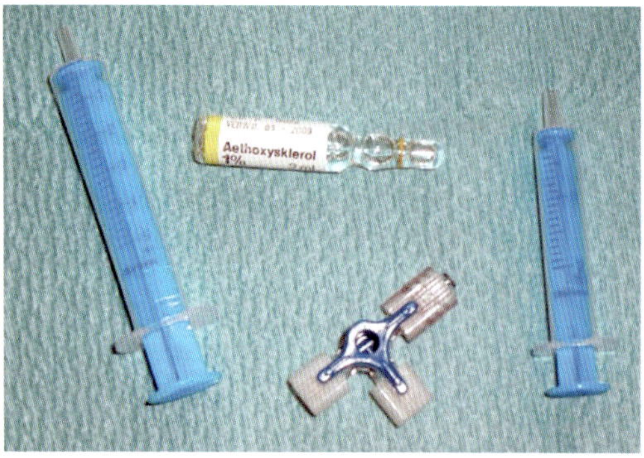

Benötigtes Equipment
für die Schaumverödung

hafte Venen besser zu lokalisieren, wird die Behandlung häufig mittels Ultraschall optisch kontrolliert durchgeführt. Vor allem bei den Stammvenen wird diese sogenannte Echosklerosierung bevorzugt. Auch diese Technik ist schmerzlos und mit keiner Einschränkung bei Alltagstätigkeiten verbunden, lediglich das Vermeiden intensiver körperlicher Belastung zumindest bis zur Kontrolle nach einigen Tagen ist anzuraten. Zu beachten ist, dass wie bei der Sklerotherapie oft zwei oder mehr Sitzungen zum Erreichen eines zufriedenstellenden Ergebnisses nötig sind. Das Spektrum an unerwünschten Nebenwirkungen und Komplikationen entspricht jenem der herkömmlichen Sklerotherapie, jedoch treten die schwerwiegenden Komplikationen etwas häufiger auf. Durch die Injektion kleinerer Luftmengen im Schaum kommt es außerdem gelegentlich zu Kopfschmerzen oder kurzfristigen Sehstörungen (Augenflimmern). Patienten mit bestimmten Herzfehlern dürfen nicht behandelt werden, um einen Abstrom des Schaumes in Schlagadern zu vermeiden.

Operative Behandlung von Seitenastvarizen (Miniphlebektomie, Seitenastexhairese, Ministripping)

Die operative Entfernung von Seitenastkrampfadern ist ein einfacher minimal-invasiver, komplikationsloser Eingriff, bei dem die sichtbaren Varizen über kleine Einstiche in der Haut mit einem Häkchen und zarten Klemmen herausgezogen werden. Der Eingriff erfolgt in Lokalanästhesie (örtliche Betäubung) und kann ambulant durchgeführt werden. Das Tragen eines Verbandes bzw. Kompressionsstrumpfes ist für einige Tage notwendig. In dieser Zeit sollten extreme körperliche Belastungen bzw. Sport sowie Wärmeanwendungen vermieden werden. Das Ministripping kann bei optisch oder funktionell störenden Seitenastvarizen, aber auch als Ergänzung zur operativen Behandlung der Stammvenen (siehe unten) eingesetzt werden. Im Gegensatz zur Sklerosierung ist es zwar eine aufwendigere, aber deutlich nachhaltigere Technik mit einem signifikant niedrigeren Komplikationsrisiko und besseren kosmetischen Endergebnis. Die beiden einzigen nennenswerten unerwünschten Nebeneffekte der Miniphlebektomie sind Blutergüsse und Irritationen von Hautnervenbahnen, was zu vorübergehenden kleinflächigen Sensibilitätsausfällen oder Missempfindungen führen kann. Schwerwiegende Komplikationen wie Thrombosen oder Infektionen sind bei dieser eleganten operativen Behandlungsform eine absolute Rarität.

Thermische Katheterbehandlung der Stammvarikose (Radiofrequenz- oder Laserobliteration)

In den letzten 15 bis 20 Jahren hat sich eine minimal-invasive Katheterbehandlung als gleichwertiger Ersatz der klassischen Strippingoperation etabliert. Gleichzeitig sind die Risiken geringer und die Rekonvaleszenz ist kürzer als bei der Standardoperation. Beim Kathetereingriff wird die insuffiziente Stammvene mit einer Nadel wie bei einer Blutabnahme an der tiefsten krankhaften Stelle punktiert. Über diesen Zugang, der zumeist am Unterschenkel liegt, wird dann eine Behandlungssonde bis an den obersten insuffizienten Punkt (zumeist Leiste oder Kniekehle) in die zu behandelnde Vene eingeführt. Dabei kommt zur sicheren Orientierung ein Ultraschallgerät zum Einsatz. Vor der Aktivierung des Katheters wird eine Lösung zur Lokalanästhesie und zum thermischen Schutz des umliegenden Gewebes eingespritzt. Dieser Flüssigkeitspolster umhüllt sozusagen die zu behandelnde Stammvene. Über ein Laser- oder Radiofrequenzgerät wird schließlich die Behandlungssonde erhitzt

LASEROBLITERATION

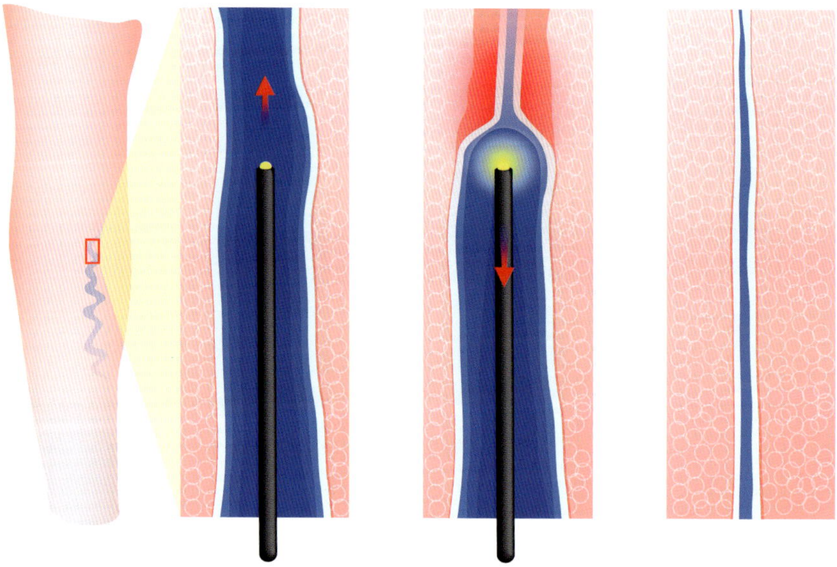

und so die Vene von innen verschlossen (obliteriert). Dies gelingt im Gegensatz zur konventionellen Sklerosierung immer mit einer Behandlung. Bestehen neben der erkrankten Stammvene auch Seitenastvarizen, können diese durch andere Techniken im gleichen Eingriff behandelt oder aber zu einem späteren Zeitpunkt therapiert werden. Eine vollständige Rückbildung der krankhaften Nebenäste durch die Katheterbehandlung der Hauptvene alleine ist eher selten zu erwarten. Bis zur ersten Kontrolle nach einigen Tagen tragen die Patienten einen Strumpf oder Verband und sollten sehr anstrengende körperliche Tätigkeiten vermeiden. Das Spektrum an unerwünschten Nebeneffekten und Komplikationen entspricht im Wesentlichen der Miniphlebektomie, allerdings besteht zusätzlich ein geringes Risiko (unter 1 %) für tiefe Thrombosen.

Ungeeignet für einen derartigen Eingriff sind Patienten mit einem sehr oberflächlichen oder verschlungenen Verlauf sowie einem ungewöhnlich großen Kaliber der kranken Stammvene. Diese technischen Ausschlussgründe finden sich bei gut 10% aller Betroffenen, sodass diesen Patienten eine klassische OP angeboten werden sollte.

Katheterbehandlung der Stammvarikose mittels Venenklebstoff

Es handelt sich dabei um ein relativ neues Verfahren, bei dem ein im medizinisch-chirurgischen Bereich gebräuchlicher Cyanacrylatklebstoff eingesetzt wird. Die seit Langem verwendete Substanz wurde so verarbeitet, dass sie nun über einen Kunststoffkatheter in das zu behandelnde kranke Gefäß eingespritzt werden kann. Dies führt zu einem Sofortverschluss der Vene, die in den darauffolgenden Wochen vernarbt. Im Vergleich zu den etablierten Katheterverfahren liegt der Vorteil dieser Methode darin, dass keine Allgemein- oder Lokalanästhesie nötig und auch keine Kompressionstherapie nach dem Verkleben erforderlich ist. Als unerwünschter Nebeneffekt zeigt sich mit einer Verzögerung von einigen Tagen bei etwa der Hälfte aller Behandelten eine rasch vorübergehende, leicht druckempfindliche entzündliche Reaktion um die verklebte Vene. Die übrigen Komplikationen und auch die technischen Ausschlussgründe sind gleich wie bei der thermischen Katheterbehandlung.

Operative Behandlung der Stammvarikose (klassische Strippingoperation)

Die klassische Varizenoperation wird seit vielen Jahrzehnten vom Prinzip her unverändert durchgeführt. Bis vor einigen Jahren war dieser Eingriff die einzige invasive Möglichkeit, ein Krampfadernleiden zu behandeln. Auch heute noch ist diese Operation bei einigen Patienten technisch die einzig machbare invasive Therapieoption, jedoch werden die Alternativen immer besser und sind, bei gleichen kurz- und langfristigen Erfolgsraten, für die Patienten weniger belastend. Die Strippingoperation ist der einzige Eingriff, bei dem die kranke Stammvene nicht verschlossen, sondern zur Gänze entfernt wird. Die Operation erfolgt in der Regel im Rahmen eines stationären Aufenthaltes und wird unter Allgemeinnarkose durchgeführt. Dabei setzt man entweder im Bereich der Kniekehle (bei Vena-saphena-parva-Stammvarikose) oder der Leiste (bei Vena-saphena-magna-Stammvarikose) einen wenige Zentimeter langen Schnitt und legt die Stammvene an der Einmündung in das tiefe Venensystem frei. Danach erfolgt bei der sogenannten Crossektomie die Unterbindung und Durchtrennung der insuffizienten Stammvene sowie eventuell der zusätzlich in diesem Bereich einmündenen refluxiven Seitenastvenen. In den oberflächlichen Venenhauptstamm wird anschließend eine Kunststoffsonde (Stripper) eingeführt, an der die problematische Vene fixiert und schlussendlich herausgezogen (gestrippt) wird.

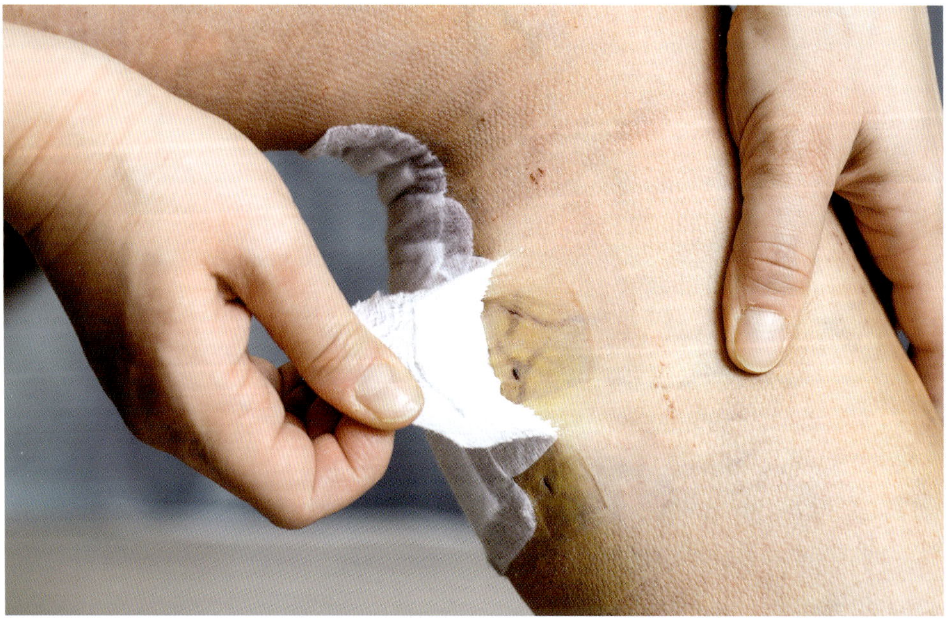

Wundkontrolle nach einer Strippingoperation

Der kleine Hautschnitt wird mit wenigen, meist selbstauflösenden Nähten verschlossen. Bestehen zusätzlich relevante Seitenastkrampfadern, werden diese zumeist im gleichen Eingriff mittels Miniphlebektomie entfernt. Alternativ könnte auch zeitlich getrennt eine Sklerosierung der dann noch störenden Seitenastvarizen erfolgen. Nach dem Eingriff sollte ein bis zwei Wochen ein Strumpf oder Verband getragen und körperliche Anstrengung vermieden werden. Alltagstätigkeiten können in der Regel problemlos erledigt werden. Zusätzlich zu den bereits im Zusammenhang mit anderen Verfahren erwähnten Risiken kommt es gelegentlich zu Wundinfektionen und Wundheilungsstörungen. Vor allem im Bereich der Leiste können fallweise größere Ansammlungen von Wundsekret (Serom) auftreten.

TIEFE BEIN-
VENENTHROMBOSE

Pathogenese

Die umschriebene Bildung eines Blutgerinnsels innerhalb eines Gefäßes (Thrombus) stellt die körpereigene Erstmaßnahme bei der Verletzung eines Blutgefäßes dar und soll den unmittelbaren Blutverlust verhindern. Die Thrombusbildung steht also eigentlich am Beginn eines natürlichen Reparaturprozesses, in dessen Verlauf der Wandschaden durch Gewebeneubildung behoben wird und das Gerinnungssystem den anfangs gebildeten Blutpfropfen auch wieder abbaut (Fibrinolyse). Neben dieser natürlichen und nützlichen (physiologischen) Form der Thrombusbildung gibt es aber auch zahlreiche Ursachen für eine krankhafte (pathologische) Entwicklung eines Blutgerinnsels. Diese können je nach Form und Länge von punktuellen Gefäßeinengungen bis hin zu kom-

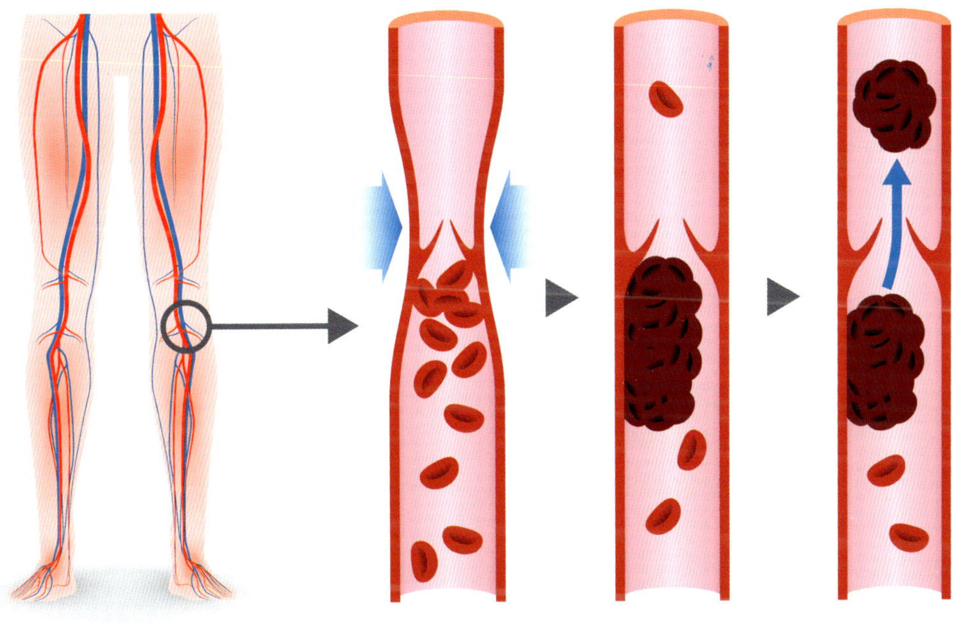

Beinvenenthrombose

pletten langstreckigen Verschlüssen reichen. Das verursacht vor allem an den Schlagadern (z.B. Herzinfarkt, Schlaganfall), aber auch am oberflächlichen Venensystem (Venenentzündung) oder an den tiefen Venen (Thrombose) in der Regel ein akutes, manchmal auch lebensbedrohendes Krankheitsbild, da das Gefäßsystem durch die plötzliche Verminderung oder gar vollständige Unterbrechung des Blutflusses keine Zeit hat, kompensatorische Umleitungen zu aktivieren.

Eine tiefe Beinvenenthrombose (TBVT), die in Österreich etwa 8.000-mal im Jahr diagnostiziert wird, kann sich, wie auch die Gerinnselbildung in anderen Abschnitten unseres Blutgefäßsystems, durch folgende Mechanismen entwickeln:

1. Eine **Verlangsamung der Strömungsgeschwindigkeit** (Stase) kommt zustande, wenn sich die Venen deutlich erweitern und gleichzeitig das Blutvolumen abnimmt (z.B. durch hitzebedingte Dehydrierung). Auch Einengungen außerhalb des Gefäßes können den venösen Blutfluss behindern oder unterbrechen (z.B. Schwangerschaft oder Tumore). Besonders hervorzuheben ist schließlich die Verminderung der venösen Strömung, wenn die Gelenksmuskelpumpe durch Inaktivität oder Immobilisierung nicht normal funktioniert und das venöse Blut im Bein regelrecht „stehen bleibt".
2. Eine **krankhafte Veränderung im Gerinnungssystem oder in der Zusammensetzung des Blutes** kann das Risiko für eine Gerinnselbildung massiv erhöhen. So kommt es beispielsweise durch angeborene Gerinnungsstörungen zu einem Ungleichgewicht zwischen gerinnungsfördernden und gerinnungshemmenden Faktoren (Thrombophilie). Daneben führen bestimmte, häufig bösartige Bluterkrankungen unter anderem durch Vermehrung der Blutzellen zu einer regelrechten Eindickung des Blutes.

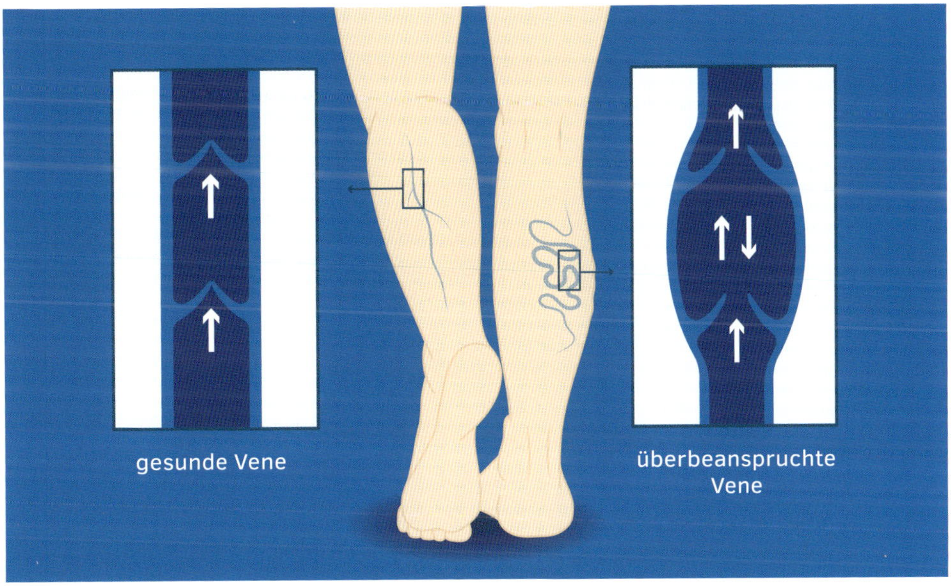

Klappeninsuffizienz

3. **Schädigungen der Gefäßwand**, die durch Verletzungen, aber auch angeborene Fehlbildungen, Entzündungen, Vernarbungen oder Verkalkungen verursacht werden, aktivieren das körpereigene Reparatursystem, an dessen Beginn, wie eingangs erwähnt, die Thrombusbildung steht.

In Abhängigkeit vom Ausmaß der Thrombose und von dem betroffenen Venensegment kommt es zu einer teilweisen oder vollständigen Unterbrechung des Blutabstroms mit entsprechenden akuten Stauungsbeschwerden. Somit müssen andere Teile des tiefen Venensystems und auch oberflächliche Venen den Abtransport des gestauten Blutes übernehmen. Je ausgedehnter der thrombotische Verschluss ist, umso weniger kann dies durch einen solchen Umgehungskreislauf geschafft werden. Erst im Laufe von Wochen und Monaten können sich Ausweichstrecken langsam an die erhöhte Belastung anpassen. Das geschieht hauptsächlich durch eine Ausdehnung des Kalibers, was aber wiederum die Gefahr einer Überlastung der ursprünglich voll funktionsfähigen Venenklappen in diesen venösen Umleitungen nach sich zieht (sekundäre Klappeninsuffizienz). Parallel dazu läuft der körpereigene Versuch, den Thrombus aufzulösen, was ebenfalls viele Wochen in Anspruch nehmen kann. Oft ist dieser Mechanismus auch nur teilweise oder sogar überhaupt nicht erfolgreich, sodass aus einer akuten Thrombose ein chronisch-venöser Verschluss wird.

Risikofaktoren

Eine ganze Reihe von Erkrankungen und anderen negativen Einflüssen auf den venösen Blutfluss, auf das Gerinnungssystem, auf die Zusammensetzung des Blutes und auf die Venenwand ist in der Lage, das Risiko für eine Beinvenenthrombose zu erhöhen. Bei vielen Betroffenen zeigt sich eine Kombination mehrerer der folgenden thrombogenen Faktoren:

- Alter über 60 Jahre,
- ungesunde Lebensführung (Übergewicht, Bewegungsarmut, Nikotin),
- Schwangerschaft,
- Immobilisierung nach Verletzungen bzw. durch Ruhigstellung eines Beins,
- längere Bettruhe über drei Tage,
- lange (> vier Stunden) Reisen in eingeengter Sitzposition,
- extreme körperliche Belastung insbesondere bei hohen Temperaturen,
- größere Operationen,
- bereits bestehendes, ausgeprägtes Krampfadernleiden,
- bereits durchgemachte Thrombosen oder mehrfache oberflächliche Venenentzündungen,

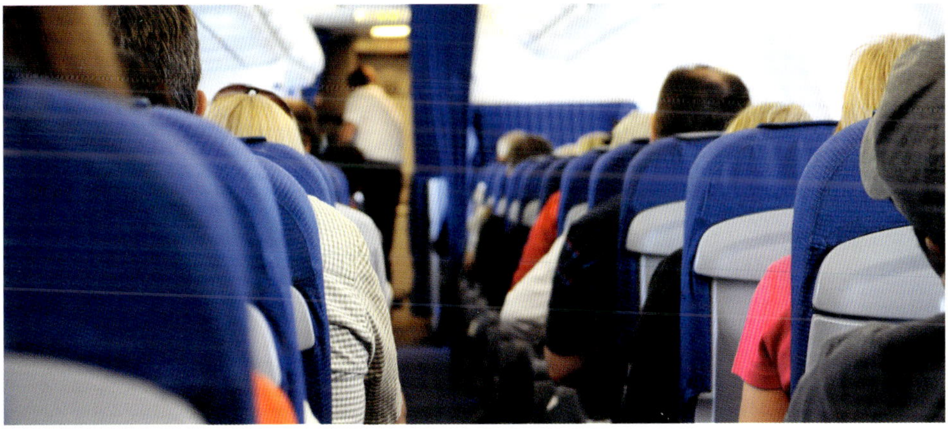

- Thrombosen bei Blutsverwandten (familiäres Risiko),
- bekannte Gerinnungsstörung,
- schwerwiegende (v.a. entzündliche) interne Erkrankungen oder Herzschwäche,
- fortgeschrittene Krebserkrankungen,
- östrogenhaltige Verhütungspillen oder Hormonersatzpräparate.

Die angeborenen Gerinnungsdefekte stellen einen besonders häufig diskutierten Risikofaktor dar. Durch genetische Mutationen kommt es zu einem Mangel oder einer Fehlfunktion einzelner Faktoren, welche die Blutgerinnung regulieren. Noch vor einigen Jahren hat man beinahe routinemäßig bei jedem Patienten, der eine Thrombose entwickelt hatte, ein diesbezügliches Laborscreening durchgeführt. Im Laufe der Zeit stellte sich allerdings heraus, dass dies nur bei bestimmten Patienten nützlich ist, da die Ergebnisse in den meisten Fällen die Therapieentscheidung nicht beeinflussen. Im Allgemeinen wird deshalb ein umfangreicher Gerinnungsstatus nur bei jüngeren Patienten empfohlen, die eine erste Thrombose ohne erkennbare Ursache entwickelt haben, insbesondere dann, wenn es auch thrombotische Ereignisse bei Eltern oder Geschwistern gab. Bei allen anderen Betroffenen bringen derartige Laboruntersuchungen für die weitere Behandlungsstrategie keinen Informationsgewinn. Tatsächlich können die Ergebnisse sogar unnötige Sorgen und Ängste verursachen.

Symptome

Das tiefe Beinvenensystem liegt unterhalb der Muskelhülle. Drei Hauptgefäße am Unterschenkel, die zwischen den Muskelgruppen verlaufen und immer eine kräftige Schlagader begleiten, sammeln das venöse Blut des Fußes und Unterschenkels. Sie transportieren es Richtung Kniekehle, wo sie mit den teilweise sehr kräftigen Muskelvenen, die innerhalb der großen Waden- bzw. Unterschenkelmuskeln verlaufen, zur Kniekehlenvene (Vena poplitea) zusammenfließen. Im Gegensatz zum Unterschenkel, wo sehr viele venöse Gefäße ähnliches Kaliber haben und zum Teil auch doppelt, selten sogar dreifach angelegt sind, verläuft der Abfluss an der Kniekehle und auch am Oberschenkel (Vena femoralis) über jeweils eine hauptverantwortliche Leitvene, die nur gelegentlich gedoppelt ist. In Höhe des Leistenbandes endet das tiefe Beinvenensystem bzw. geht in das tiefe Beckenvenensystem (Vena iliaca) über, welches das Blut weiter über die untere Hohlvene (Vena cava inferior) in das rechte Herz transportiert.

Die Symptomatik einer Thrombose ist abhängig von der Lokalisation und Länge bzw. Ausdehnung des Blutgerinnsels. Durch die thrombosebedingte Behinderung des venösen Abstroms am Bein kommt es zu einer Stauung unterhalb des Hindernisses. Klinisch manifestiert sich dies meist in einer recht plötzlich auftretenden einseitigen schmerzhaften Schwellung und Druckempfindlichkeit. Bei einer Thrombose am Unterschenkel, insbesondere der Muskelvenen, stehen oft die Schmerzen im Bereich der unmittelbaren Thrombusumgebung im Vordergrund. Die Patienten verspüren vor allem bei der Aktivität bzw. Belastung der betroffenen Muskelpartie einen heftigen Schmerz, der häufig sogar punktgenau lokalisiert werden kann. Je weiter oben am Bein eine Thrombosierung erfolgt, umso mehr steht die Stauungssymptomatik im Vordergrund, die ihrerseits einen eher diffusen Schmerz verursacht. Hier verstärkt Muskelarbeit die Beschwerden, da der aktivitätsbedingt massiv erhöhte Blutbedarf das Volumen an abzutransportierendem venösen Blut im Vergleich zum Ruhezustand stark vermehrt. Durch die Anstauung von venösem Blut kann der betroffene Extremitätenabschnitt im Seitenvergleich nicht nur geschwollen, sondern auch leicht überwärmt und etwas bläulicher erscheinen. Betrifft die Thrombose nur sehr kleine Venen oder nicht den ganzen Querschnitt größerer Gefäße, kann die Abflussbehinderung durch andere Venen rasch und gut kompensiert werden und die beschriebenen Beschwerden können durchaus übergangen oder kaum bemerkt werden. Die TBVT ist dann gelegentlich ein Zufallsbefund bei bildgebenden Untersuchungen oder wird erst durch die Abklärung von Beschwerden als Folge der Spätschäden aufgedeckt.

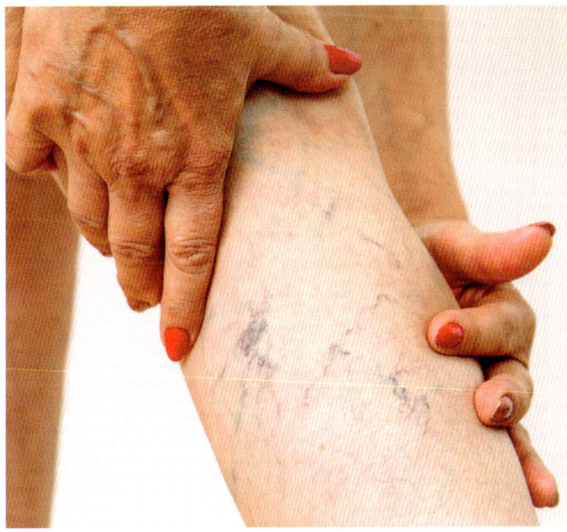

Verlauf und mögliche Komplikationen

Mit der Ausbildung einer Thrombose startet fast zeitgleich das körpereigene Gerinnungssystem den Versuch, diese wieder abzubauen (Fibrinolyse). Ob das in den Tagen und Wochen nach Beginn einer Thrombose vollständig gelingt, hängt vor allem vom Zeitpunkt der Diagnosestellung ab bzw. davon, welches Alter und Ausmaß das Blutgerinnsel hat. Die möglichst umgehend einzusetzenden therapeutischen Maßnahmen sollen in der Folge eine weitere Ausdehnung verhindern. Außerdem ist der Krankheitsverlauf von den Umständen bzw. auslösenden Faktoren, die zur Entwicklung der TBVT geführt haben, abhängig. Prognostisch sind vorübergehende bzw. nur punktuell einwirkende Ursachen (z.B. lange Flugreise) natürlich günstiger als nicht beseitigbare Auslöser (z.B. Krebserkrankungen).

Wird eine Thrombose rasch nach Beginn der entsprechenden Beschwerden diagnostiziert und sofort eine medikamentöse Therapie eingeleitet, können in der Regel akute Komplikationen verhindert und die Risiken von Spätfolgen reduziert werden.

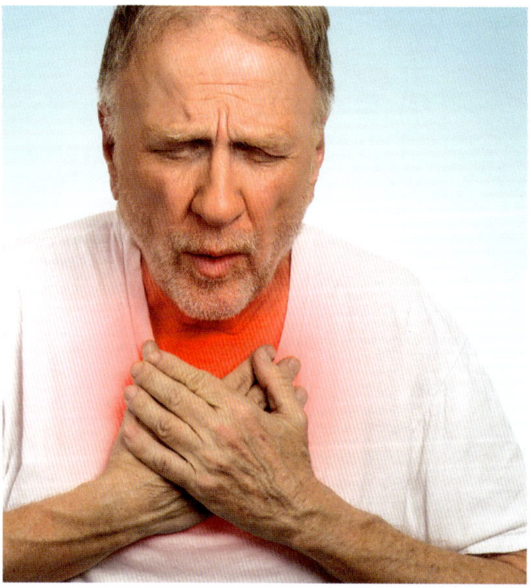

Als häufigste und potentiell sogar lebensbedrohende Komplikation der Beinvenenthrombose gilt die Lungenembolie. Dabei kommt es zur Verschleppung von Anteilen des Thrombus oder sogar des gesamten venösen Blutgerinnsels in Richtung Herz-Lungen-Kreislauf. Thrombusmaterial reißt ab und wird mit dem venösen Strom bis in das rechte Herz gespült, von wo es in die Lungenarterien gepresst wird und aufgrund des dann abnehmenden Gefäßdurchmessers irgendwann stecken bleibt. Durch die Verminderung des Blutflusses in die Lunge entwickeln sich schlagartig klinische Beschwerden, die vom Kaliber und der Anzahl der verstopften Lungenarterien abhängen. Kleine Embolien werden von den Betroffenen nicht einmal wahrgenommen oder führen nur zu einer leichten belastungsabhängigen Kurzatmigkeit. Sind größere Lungenarterien oder gar Hauptstämme betroffen, kommt es zu plötzlich einsetzenden Brustschmerzen und Atembeschwerden bis hin zu lebensbedrohlicher Atemnot. Bei mindestens der Hälfte aller Beinvenenthrombosen kommt es zwar zu einer Embolie, in vielen Fällen treten aber keine oder nur sehr geringe Symptome auf. Bei großen Embolien steht in der Regel die pulmonale Symptomatik im Vordergrund, sodass die Diagnose einer Thrombose am Bein erst sekundär gestellt wird. Wenn das gesamte Blutgerinnsel in die Lunge gespült wurde, bleibt der Ausgangspunkt der Embolie eventuell überhaupt unbekannt.

Eine ebenfalls akute, aber sehr seltene Komplikation stellt die sogenannte Phlegmasia coerulea dolens dar. Dieser Fachausdruck beschreibt eine höchst bedrohliche, massiv schmerzhafte sowie dramatische Schwellung und bläuliche Verfärbung des betroffenen Beins. Dazu kommt es, wenn die Thrombose so ausgedehnt ist, dass praktisch der gesamte venöse Abstrom zum Erliegen kommt. Dadurch entwickelt sich eine Stauung, die ab einem bestimmten Ausmaß einen so hohen Druck erzeugt, dass auch die Schlagadern des Beins zusammengepresst werden. Die resultierende komplette Unterbrechung der Zirkulation ist ein sehr seltener Notfall, der die Extremität und auch das Leben bedroht und nur durch rasche chirurgische Intervention unter Kontrolle zu bringen ist.

Spätfolgen nach einer Thrombose können selbst dann auftreten, wenn es zu einer vollständigen Auflösung der Thrombose kommt. Oftmals bleiben Schäden an den Klappen der ursprünglich verschlossenen tiefen Beinvenen zurück, die einen krankhaften Rückfluss verursachen. Wenn nicht abgebaute Thromben oder Klappenschäden zu einer Funktionsstörung führen und diese auch klinisch spürbar ist, spricht man von einem manifesten postthrombotischen Syndrom (PTS). Das PTS ist also ein chronisches Krankheitsbild, das die funktionelle Einschränkung nach einer länger zurückliegenden und nicht vollständig konsolidierten Beinvenenthrombose widerspiegelt. Die daraus resultierenden Beschwerden und krankhaften Veränderungen am Bein sind die gleichen wie bei einem Krampfadernleiden. Das heißt, es entwickelt sich eine chronisch-venöse Insuffizienz, die von Stauungsbeschwerden über Hautveränderungen bis zu einem offenen Bein reichen kann, aber im Gegensatz zur CVI bei primären Varizen fast nur konservativ behandelbar ist.

Diagnostik

Zur Abklärung von Symptomen, die einer Thrombose entspringen könnten, stehen neben der klinischen Einschätzung auch laborchemische und bildgebende Verfahren zur Verfügung.

Der erste diagnostische Schritt sollte wie immer eine Erhebung der Beschwerden und der Krankengeschichte sein. Zusammen mit der rein klinischen Untersuchung des Patienten kann anhand einer Punktewertung eine hohe oder niedrige Wahrscheinlichkeit für eine Thrombose errechnet werden. Ergibt sich aus diesem sogenannten Wells-Score eine niedrige klinische Wahrscheinlichkeit, kann eine Thrombose mit Hilfe eines Blutbefundes endgültig ausgeschlossen werden. Ist der D-Dimer-Test negativ, sind keine weiteren Untersuchungen in Richtung Thrombose nötig. Bei diesem quantitativen Labortest werden Spaltprodukte aus Blutgerinnseln detektiert, sodass man erkennt, ob ein erhöhter Wert auch andere Ursachen als eine Thrombose haben kann, wie z.B. ein harmloser Bluterguss. Auch bei vielen internen Erkrankungen und im Rahmen einer Schwangerschaft kommt es sehr häufig zu einer Erhöhung der D-Dimeren. Weist der Wells-Score oder der Blutbefund auf eine Thrombose hin, muss eine bildgebende Untersuchung erfolgen. Dabei ist die venöse

Duplexsonografie der Goldstandard. Mit Ultraschall können alle relevanten venösen Gefäße der Beine dargestellt werden. Eventuelle Verschlüsse können lokalisiert werden und in Zusammenschau mit den geschilderten Beschwerden ist in der Regel auch abschätzbar, ob es sich um eine frische oder doch schon lange zurückliegende Thrombose handelt. Die Durchführung von Röntgenuntersuchungen mit Kontrastmittel ist in diesem Zusammenhang obsolet. Schnittbildverfahren (CT oder MR) kommen bei der Untersuchung der Beckenvenen zur Anwendung, wo die sonografische Bildgebung schwierig ist. Zum Ausschluss einer begleitenden Lungenembolie können seitens der Bildgebung nuklearmedizinische oder computertomografische Verfahren eingesetzt werden.

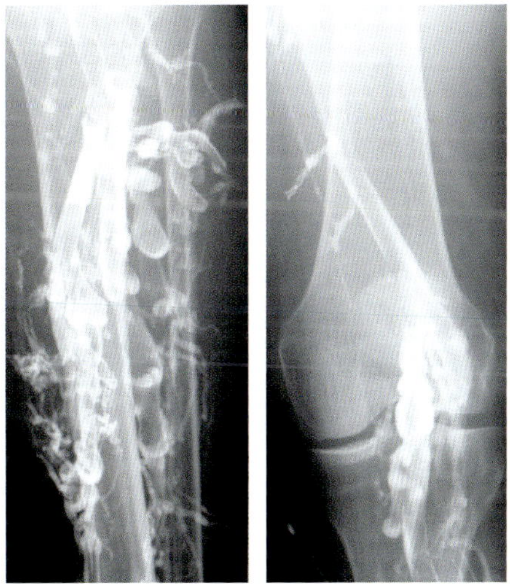

Phlebografie mit Thrombose

Neben den Untersuchungen, die zur Verifizierung einer Thrombose notwendig sind, sollten einige weitere Befunde erhoben werden, um die nachfolgende blutverdünnende Therapie möglichst abzusichern und eventuelle Ursachen der Thrombose aufzudecken. Bei den meisten Patienten ist dafür jenes Untersuchungsprogramm ausreichend, das auch zur Vorsorgeuntersuchung („Gesundenuntersuchung“) empfohlen wird. Zusätzliche Befunde sollten nur dann erhoben werden, wenn neben der Thrombose weitere Krankheitssymptome bestehen oder die Vorgeschichte der Patienten dies sinnvoll erscheinen lässt. Eine ungezielte Ausweitung der Diagnostik bringt erfahrungsgemäß keinen Informationsgewinn, sondern produziert oftmals Befunde, die zu Unsicherheiten und weiteren unnötigen Untersuchungen führen. Dementsprechend muss in diesem Zusammenhang ausdrücklich darauf hingewiesen werden, dass die Auslöser für eine Thrombose häufig nicht gefunden werden. Man spricht dann von spontanen Ereignissen.

Therapie

Unabhängig von Lokalisation, Ausmaß oder Ursache der Thrombose sollte umgehend mit einer blutverdünnenden Therapie (Antikoagulation) begonnen werden. Gleichzeitig sollte auch ein Verband angelegt werden (Kompression) und die Patienten sind angehalten, möglichst viel zu gehen (Mobilisation).

Antikoagulation

Die blutverdünnende Medikation ist natürlich die wichtigste therapeutische Maßnahme. Diese soll in erster Linie eine Ausdehnung des Blutgerinnsels und die Embolisierung verhindern. Eine wesentliche direkte Wirkung auf den bereits bestehenden Thrombus hat die Antikoagulation nicht. Es stehen drei Substanzgruppen zur Verfügung, die das Gerinnungssystem auf unterschiedliche Weise beeinflussen:

- Die Heparine und heparinähnlichen Substanzen werden körpergewichtsabhängig dosiert und ein- bis zweimal täglich unter die Haut gespritzt. Heparine haben an mehreren Stellen des Gerinnungssystems blockierende Wirkung und werden vor allem zu Beginn einer Therapie oder bei kurzer Behandlungsdauer eingesetzt. Außerdem sind Heparine die einzigen Antikoagulantien, die bei Schwangeren verwendet werden können.
- Daneben werden seit Jahrzehnten Vitamin-K-Antagonisten (sogenannte Cumarine wie Marcumar) verordnet, die in Abhängigkeit von regelmäßig durchzuführenden Blutgerinnungstests täglich individuell dosiert und oral verabreicht werden. Dieses Medikament

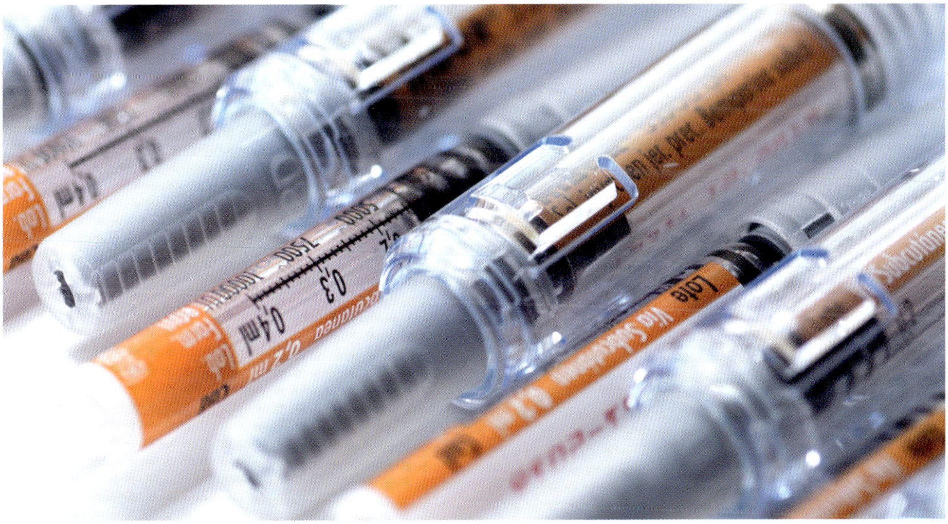

blockiert Vitamin K, das für die Produktion verschiedener Gerinnungsfaktoren notwendig ist.

- Die sogenannten direkten oralen Antikoagulantien, von denen sich in Österreich derzeit vier Präparate am Markt befinden, sind die neueste Gruppe. Sie blockieren direkt einzelne zentrale Gerinnungsfaktoren und haben das niedrigste Risiko einer bedrohlichen Blutung. Sie werden in einer allgemein gültigen Dosierung oral eingenommen und haben im Vergleich zu den Cumarinen neben einem günstigeren Nebenwirkungsprofil den Vorteil, dass sich die Gerinnung bereits 24 Stunden nach dem Absetzen der Medikation normalisiert. Vorsicht mit dieser Medikamentengruppe ist vor allem bei Patienten mit höhergradig beeinträchtigter Nierenfunktion geboten.

Gründe, die gegen die Einleitung einer medikamentösen Antikoagulation bei einer frischen Thrombose sprechen, sind sehr selten. Nachdem die Therapie natürlich das Risiko einer Blutung signifikant erhöht, sollten zu Beginn der Behandlung vor allem Blutungsquellen an inneren Organen oder dem Gehirn ausgeschlossen werden. Besteht tatsächlich zum

Therapiestart beispielsweise eine Magenblutung, dann muss interdisziplinär entschieden werden, ob eventuell eine Antikoagulation in niedrigerer Dosierung möglich ist oder nicht medikamentöse Maßnahmen zum Schutz vor einer Thrombosekomplikation notwendig sind. Dazu gehört beispielsweise das Einsetzten eines sogenannten Cavafilters, welcher über einen Katheter in die untere Hohlvene eingesetzt wird und die Verschleppung von Thromben in die Lungenarterien (Lungenembolie) verhindern soll. Derartige Filter können in einem gewissen Zeitfenster auch wieder entfernt werden.

Die häufigste Frage, die nach Beginn einer antikoagulatorischen Therapie gestellt wird, ist, wie lange sie durchzuführen ist. Viele Patienten sorgen sich mit Recht, dass mit Fortdauer der Therapie das Risiko für Blutungen steigt. Das ist natürlich der Hauptgrund, warum eine Blutverdünnung so lange wie nötig und so kurz wie möglich durchgeführt wird. In Zahlen gegossen bedeutet dies: drei bis sechs Monate Antikoagulation nach einer ersten Thrombose. Eine längerfristige Behandlung wäre bei größeren Thrombosen ohne erkennbaren oder beseitigbaren Auslöser zu diskutieren, vor allem, wenn es junge Patienten betrifft. Ohne Zeitlimit sollte auch nach einer zweiten bzw. wiederholten Thrombose behandelt werden, sofern das Blutungsrisiko moderat ist. Der häufig verwendete Begriff „lebenslängliche Blutverdünnung“ sollte in Zusammenhang mit der Therapie von Thrombosen vermieden werden. Eine Antikoagulation, die primär ohne Zeitlimit erfolgt, muss zumindest einmal jährlich reeavuliert werden. Das heißt, es muss in regelmäßigen Zeitabständen die Kosten-Nutzen-Rechnung der Behandlung überprüft werden. Dabei sind auch immer die neuesten fachspezifischen Leitlinien zu berücksichtigen. Es ist durchaus denkbar, dass sich durch neue wissenschaftliche Erkenntnisse oder Medikamente eine Änderung des Therapieregimes für bestimmte Patientengruppen ergibt. Schlussendlich muss aber ausdrücklich darauf hingewiesen werden, dass die Wahl des Medikaments und die Dauer der Einnahme eine individuelle Entscheidung bleiben sollen. Nur im ausführlichen Gespräch mit einem Spezialisten kann eine für den Einzelnen optimale Entscheidung getroffen werden.

Kompression

Die Kompressionstherapie stellt eine effektive Maßnahme zur Eindämmung der akuten stauungsbedingten Beschwerden dar und kann bei konsequenter Anwendung langfristig das Risiko eines postthrombotischen Syndroms deutlich reduzieren. Ist das Bein signifikant geschwollen, sollte von einer geschulten Person ein Fixverband angelegt werden, welcher ein- bis zweimal in der Woche bzw. immer dann gewechselt wird, wenn er durch die Abnahme der Schwellung locker wird. Ist das Bein mehr oder weniger vollständig entstaut, kann ein Kompressionsstrumpf (in der Regel Kompressionsklasse 2) angemessen werden. Dieser sollte tagsüber regelmäßig verwendet werden. Bei größeren Thrombosen ist eine Kompressionstherapie über mindestens ein Jahr, besser zwei bis drei Jahre zu empfehlen.

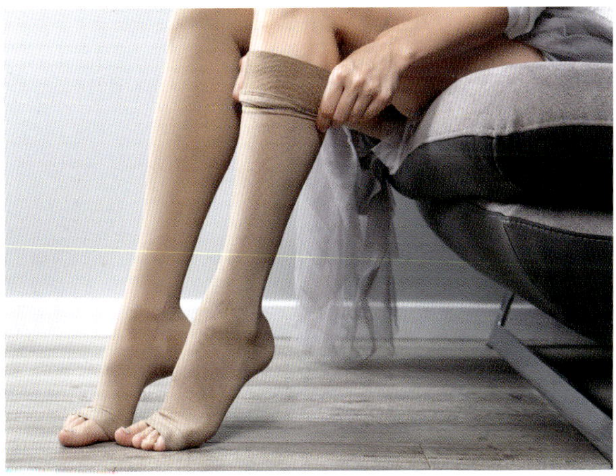

Mobilisation

Bis in die Neunzigerjahre des letzten Jahrhunderts galt der Grundsatz, dass Patienten mit einer frischen Thrombose aus Angst vor einer Lungenembolie sofort ins Bett gelegt werden müssen und sich am besten nicht bewegen sollten. Dieses Dogma wurde durch mehrere große Studien vor über 25 Jahren vollkommen revidiert. Es konnte eindrucksvoll gezeigt werden, dass Patienten auch mit großen Thrombosen kein erhöhtes Risiko für Embolien haben, wenn sie mobil bleiben. Langfristig profitierte die mobile Gruppe sogar, da sie das Blutgerinnsel schneller abbaute als jene, die sich kaum bewegten. Außerdem wies die mobile Gruppe ein signifikant geringeres Risiko für die Entwicklung eines postthrombotischen Syndroms auf. Daher sollte jeder Patient mit einer Thrombose, sofern keine Lungenembolie mit Atembeschwerden vorliegt, dazu angehalten werden, sich so viel wie schmerzfrei möglich zu bewegen. Aus diesen vor über zwei Jahrzehnten gewonnenen Erkenntnissen hat sich auch die Möglichkeit abgeleitet, eine Thrombose ambulant zu behandeln. Wenn es der Allgemeinzustand der Betroffenen zulässt, gibt es eigentlich keinen triftigen medizinischen Grund für eine stationäre Krankenhausaufnahme.

Sonstiges

Die operative Ausräumung einer Thrombose (Thrombektomie) kommt genauso wie die kathetergesteuerte medikamentöse Auflösung der Thrombose (Lyse) nur in ganz seltenen Einzelfällen zum Einsatz, wo sich durch die venöse Stauung eine akute extremitätengefährdende oder gar lebensbedrohende Situation entwickelt hat.

Prophylaxe

Bei bestimmten Konstellationen von Risikofaktoren sollte neben Allgemeinmaßnahmen wie die Verwendung von Kompressionsstrümpfen sowie ausreichende Flüssigkeitszufuhr und Bewegung auch eine medikamentöse Vorsorge erwogen werden. Dies gilt vor allem bei bereits durchgemachten Thrombosen, schweren Allgemeinerkrankungen, bekannten

Gerinnungsstörungen und längerer Immobilisierung. Mit der Applikation von Heparinspritzen in niedriger Dosierung kann für die Dauer der Risikosituation ein hocheffektiver und gleichzeitig nebenwirkungsarmer Schutz vor Thrombosen und Lungenembolien erreicht werden.

Das Management einer tiefen Beinvenenthrombose erscheint unter Berücksichtigung der internationalen Leitlinien übersichtlich und nicht allzu kompliziert zu sein. Für einen Teil der Fälle ist das Vorgehen auch tatsächlich eindeutig. Im Gegensatz dazu gibt es allerdings bei vielen Patienten, vor allem im therapeutischen Prozedere, reichlich Diskussionsbedarf. Die Entscheidung über das Vorgehen in komplexeren Einzelfällen muss dann von erfahrenen Spezialisten getroffen werden. Für eine maßgeschneiderte Betreuung ist neben der Zusammenarbeit mit anderen Fachrichtungen vor allem die lückenlose Aufklärung des Patienten unerlässlich. Nur wenn die Betroffenen in die entsprechenden Entscheidungsprozesse miteingebunden werden und diese verstehen, kann auch in komplizierter gelagerten Fällen das bestmögliche Ergebnis erzielt werden.

DIE AUTOREN UND IHRE BEITRÄGE

Prim. Priv.-Doz. Dr. med. Afshin Assadian

... ist Facharzt für Allgemein- und Gefäßchirurgie, endovaskulärer Spezialist, Leiter der Gefäßchirurgie des Wilhelminenspitals Wien, wissenschaftlicher Sprecher des Gefäßforums Österreich, Leiter des Wiener Gefäßzentrums Tuchlauben 17, Vorstand der internationalen Stiftung Vascular International sowie Präsident der Österreichischen Fachgesellschaft (2019–2020).

Nach seinem Studium an der Medizinischen Fakultät Wien absolvierte er seine Ausbildung zum Facharzt für Allgemein- und Gefäßchirurgie sowie zum endovaskulären Spezialisten am Wilhelminenspital Wien. Im Rahmen von mehreren Auslandsaufenthalten in Großbritannien (Norwich & Norfolk Hospital, Queen Elizabeth II. Hospital), in den USA (Universities of Chicago & Stanford) sowie in Deutschland (Klinikum rechts der Isar, München) konnte er sein Fachwissen vertiefen.

Er ist Mitglied mehrerer Fachgesellschaften und Autor zahlreicher wissenschaftlicher Publikationen.

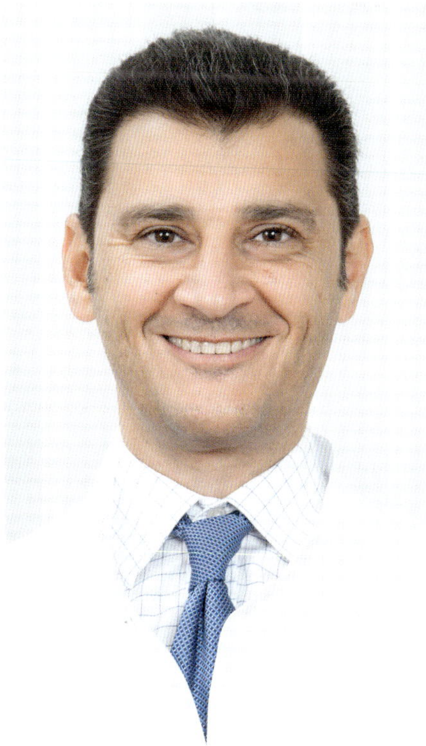

Beiträge in diesem Buch (alle gemeinsam mit Dr. Miriam Kliewer): *Prävention, Verengung der Halsschlagader – die Karotisstenose, Die krankhafte Erweiterung der Hauptschlagader: das Aortenaneurysma, Krankhafte Erweiterungen anderer Schlagadern im Körper, Die periphere arterielle Verschlusskrankheit (pAVK)*

Dr. med. Miriam Elisabeth Kliewer

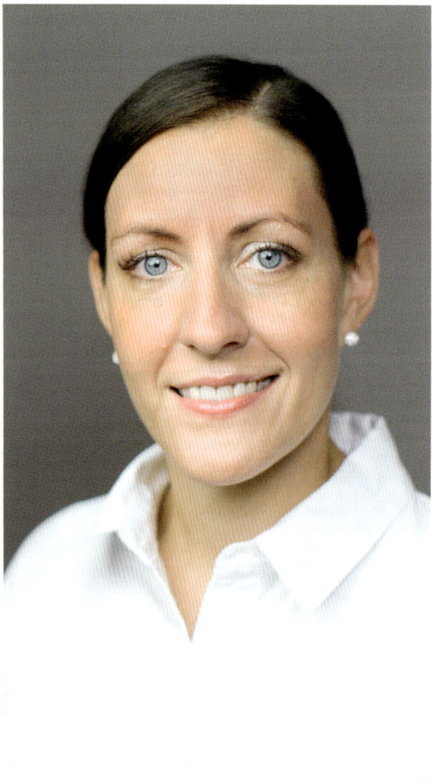

... ist Fachärztin für Allgemein- und Gefäßchirurgie sowie endovaskuläre Chirurgin. Seit 2015 ist sie an der gefäßchirurgischen Abteilung des Wilhelminenspitals Wien tätig. Zudem ist sie seit 2018 als Wahlärztin im Medpoint Ärztezentrum Währing tätig.

Dr. Kliewer absolvierte ihr medizinisches Studium an der Universität Heidelberg mit zahlreichen Auslandsaufenthalten in den USA, Indien und Israel. Sie publiziert regelmäßig in wissenschaftlichen Fachjournalen und ist Mitglied in mehreren Fachgesellschaften. Sie ist als Tutorin an der Medizinischen Universität Wien, bei Vascular International sowie an der Sigmund Freud Privatuniversität tätig.

Beiträge in diesem Buch (alle gemeinsam mit Prim. Dr. Afshin Assadian): *Prävention, Verengung der Halsschlagader – die Karotisstenose, Die krankhafte Erweiterung der Hauptschlagader: das Aortenaneurysma, Krankhafte Erweiterungen anderer Schlagadern im Körper, Die periphere arterielle Verschlusskrankheit (pAVK)*

OA Dr. med. Michael Kaulich

... ist Facharzt für Haut- und Geschlechtskrankheiten, Facharzt für Angiologie sowie Venenspezialist. Er ist Oberarzt an der Dermatologischen Abteilung des Wilhelminenspitals Wien.

Er studierte an der Medizinischen Fakultät Wien. Nach Abschluss der Ausbildung an der Dermatologischen Abteilung am Wilhelminenspital Wien zum Facharzt für Haut- und Geschlechtskrankheiten wurde Dr. Kaulich die Funktion als Spitalsoberarzt auf ebendieser Station übertragen, die er bis heute inne hat. Zudem ist er im Wiener Gefäßzentrum Tuchlauben 17 tätig. Er absolvierte die Zusatzfacharztausbildung für Angiologie und spezialisierte sich auf operative Therapien von Hauttumoren und Venenleiden. Kaulich ist Coautor zahlreicher wissenschaftlicher Publikationen.

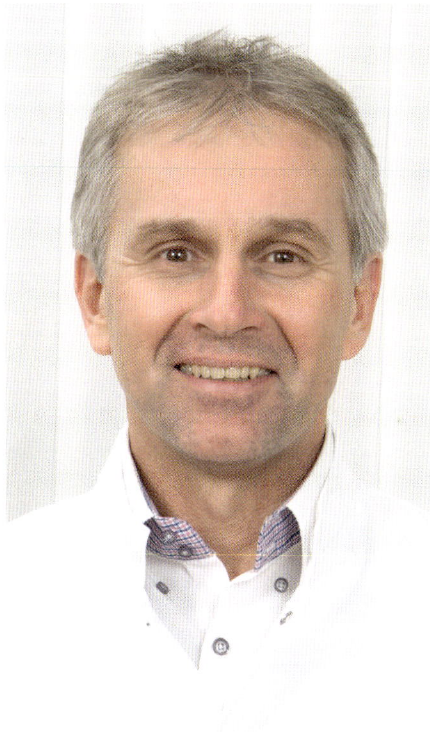

Beiträge in diesem Buch:
Aufbau der Venen und Pathomechanismus der Varikose, Tiefe Beinvenenthrombose

Univ.-Prof. PD.Dr. med. Marcus Säemann

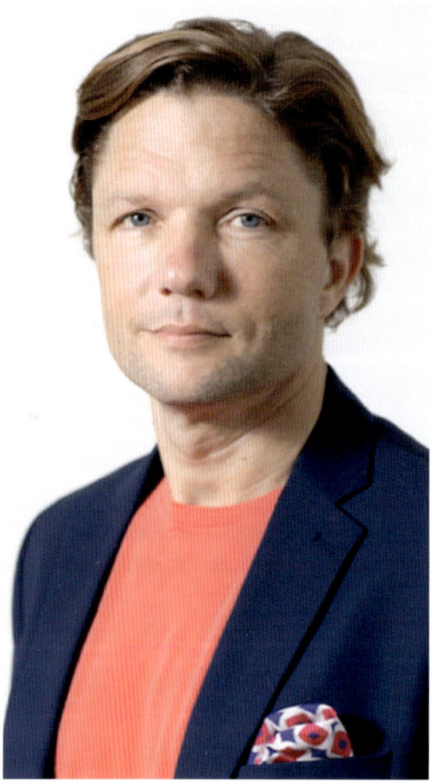

Beiträge in diesem Buch:
Chronische Niereninsuffizienz und Blutwäsche

... ist Facharzt für Innere Medizin und Nephrologie und Abteilungsvorstand der 6.Medizinischen Abteilung mit Nephrologie & Dialyse am Wilhelminenspital in Wien.

Er absolvierte seine Ausbildung am Institut für Immunologie der Universität Wien sowie seine Facharztausbildung für Innere Medizin am AKH und der Medizinischen Universität Wien mit den Zusatzfächern in Nephrologie und Intensivmedizin. Die Forschungsschwerpunkte seiner Arbeitsgruppen lagen in der Immunologie des Magen-Darm-Traktes, gezielter Immunsuppression nach Nierentransplantation, dem Diabetes mellitus nach Organtransplantation, dem HDL-Cholesterinstoffwechsel in der Urämie und der molekularen Regulation des Renin-Angiotensin-Systems. Er ist Autor von über 150 wissenschaftlichen Arbeiten inklusive Übersichtsarbeiten und Lehrbuchkapiteln sowie Editorial Board Member und Reviewer internationaler Fachzeitschriften. Derzeit ist Marcus Säemann Inhaber des Lehrstuhls für Nephrologie an der Sigmund Freud Privatuniversität Wien.

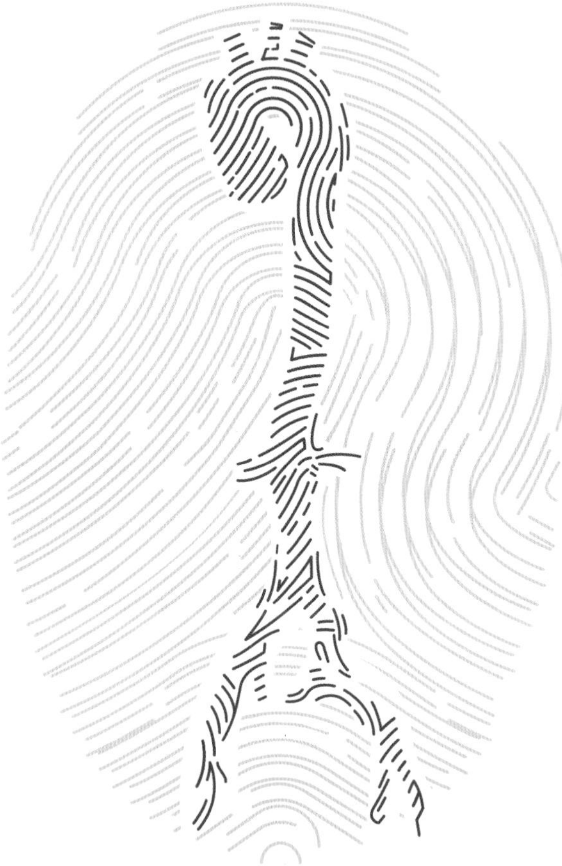